Vieni ancora amore!
La via multi orgasmica.

Metodo facile, pratico e infallibile per vivere e far vivere
lunghi, intensi e multipli orgasmi… sempre.

ROSSO TIGRE

DEDICA

Alle mie meravigliose figlie.

Come ogni padre che abbia delle giovani figlie, sono apprensivo per le esperienze sessuali che potranno avere e come i miei "colleghi" maschi, ho grandi difficoltà a informarle ed educarle al riguardo. Mi sono sempre chiesto, come possa un genitore parlare di sesso ai propri figli, senza mai aver mostrato competenze nel campo? Come possa essere più credibile degli amici e delle amiche, di Youporn o altre fonti d'informazione specializzate? Il fatto che i giovani comincino a far sesso dopo aver osservato e imparato dai film porno, mi fa rabbrividire, semplicemente perché ritengo che sia il modo peggiore. Desidero che le mie figlie vivano delle esperienze sessuali meravigliose, come è giusto che sia, e imparino a riconoscere ed evitare quelle negative. La mia sola raccomandazione di padre, sarà di leggere e obbligare i loro partner ad apprendere le direttive descritte nelle prossime pagine, studiarle e applicarle insieme ;-). Per vivere delle esperienze straordinarie.

Leggendo questo libro, le vivrai anche tu, anche se non sei mia figlia.

PS: La magia del sesso non può prescindere dall'amore.

"L'orgasmo è il dono più bello che il tuo corpo ti possa dare".

SOMMARIO

RINGRAZIAMENTI

Ringrazio i miei genitori e soprattutto mia madre che ha sempre creduto in me.
Ringrazio a mia meravigliosa compagna che ha condiviso gli effetti straordinari di tanti orgasmi vissuti insieme che ci hanno lasciato senza parole.
Ringrazio gli amici e soprattutto Carlo, che più che un amico si è rivelato un prezioso fratello, aiutandomi nei momenti più bui della mia vita.
Ringrazio mio fratello per quello che mi ha dato.

PREMESSA

Parlerò di orgasmi, brevi, lunghi, profondi, da clitoride, interni, esterni, da punto G., mentali, con eiaculazione, senza eiaculazione, multipli, ecc.
Puoi essere un adolescente che si avvicina al sesso, oppure un adulto alla ricerca di nuovi stimoli nella coppia o nelle esperienze sessuali che vive, o vivrà, troverai qui delle indicazioni per vivere e far vivere delle esperienze sessuali meravigliose.
Ho descritto un sacco di metodi e tecniche che faranno accendere o riaccendere la tua passione e quella del partner.
Sono sicuro che ti divertirai a leggerlo anche più di quanto mi sia divertito a scriverlo… e applicarlo.

Buona lettura… e felice goduria.

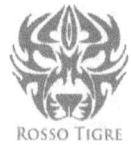

ROSSO TIGRE

Consigli e insegnamenti descritti nelle prossime pagine possono scatenare la tua libido e mettere alla prova lo spirito di coinvolgimento del partner, non sottovalutare entrambi.

Alcune religioni e antiche filosofie sostengono che il sesso possa essere un mezzo per avvicinarsi a Dio, oppure un mezzo per attivare una forza distruttiva. Il sesso crea energia positiva e negativa, qui ti spiegherò come ottenere sempre, e solo, quella positiva.

Se il rapporto sessuale è vissuto come un atto d'amore, dove ognuno dei partner ha lo scopo di dare piacere all'altro, si crea un'energia benefica per il corpo, la mente e lo spirito. Quando invece nell'uomo (o nella donna) prevale l'istinto egoistico, allora si crea un'energia distruttiva che genera sofferenza e sovente, degenera in malattia.

Fare del buon sesso è salutare!

Non è solo una questione di piacere: "E' in gioco la vostra salute!"

Nella donna, le malattie all'utero e alla vagina si sviluppano quando lei, inconsciamente, mette in atto un processo patologico che impedisce la penetrazione vaginale. Ciò succede quando la donna vive il sesso con sofferenza psicologica perché è costretta a farlo per una violenza fisica, o per ricatto, o per far sopravvivere il rapporto con il partner.

Quando vive una di queste situazioni, la donna pensa più o meno così: "Gli uomini sono primitivi, e come tali non possono reprimere i loro istinti sessuali".

Generalmente questa donna non riesce a raggiungere l'orgasmo durante l'amplesso con il proprio uomo, e talvolta per appagarlo psicologicamente, finge di raggiungere l'orgasmo!

Non sopporto che un atto così meraviglioso possa trasformarsi in sofferenza, e tu?

Se una donna vive il rapporto sessuale con sofferenza interiore, nel suo utero cresce un corpo estraneo (es. fibroma, cisti) utile per impedire la penetrazione; se la sofferenza è lieve, simile a quella che si prova quando ogni tanto si ha un rapporto sessuale completo senza averne voglia, nella vagina si sviluppa una malattia infettiva non pericolosa. (es. candida, cistite, infezione urinaria). La guarigione definitiva da queste patologie avviene solo quando è finalmente la donna a desiderare il rapporto sessuale.

Una donna consapevole della capacità del suo partner a farle raggiungere degli orgasmi meravigliosi, è una donna che ha voglia di fare sesso, semplicemente perché le procura il benessere e la felicità che gli orgasmi possono generare.

Nella donna in genere, la mancanza di desiderio o addirittura la frigidità, sono causate dall'aver subito abusi sessuali, o ricatti psicologici in età adolescenziale. Ad esempio, una ragazzina innamorata, ancora vergine, che non si sente ancora pronta ad avere rapporti sessuali, si concede al suo ragazzo per soddisfare le sue voglie, pur di non essere lasciata.

Il suo ragazzo inesperto, incapace, incompetente che ha sicuramente imitato attori visti su youporn, le farà provare un'esperienza talmente negativa da segnare a vita, NEGATIVAMENTE, il suo approccio con il sesso di coppia e se ne farà una ragione, accettando il sacrificio e la sofferenza.

NOOOOO, non è possibile accettare questa situazione nel 21° secolo!

Questa sofferenza si può trasformare in pura gioia e piacere, da subito! Si possono così dimenticare le esperienze negative e sostituirle con altre meravigliose. E' però fondamentale il contributo positivo di un partner esperto!

Ricordo quanto ho già detto in proposito: Una donna cha ha subito "abusi" sessuali in tenere età, (per abusi, intendo qualsiasi tipo di amplesso o rapporto sessuale forzato che non sia scaturito in un orgasmo), pensa che l'uomo sia simile a un animale, che agisca solo per soddisfare i propri istinti sessuali. Ovviamente se il partner pratica l'atto sessuale in maniera egoistica, il conflitto non può essere risolto perché la donna continua a subire la stessa violenza sessuale, ora non più fisica ma psicologica.

Per invertire questa credenza è necessario che la donna sostituisca gli abusi sessuali con rapporti sessuali meravigliosi, è molto importante che la donna cambi opinione sul suo uomo, è assolutamente necessario che smetta di fare sesso quando non è finalizzato al suo piacere personale.

Che la maggioranza degli uomini sia condizionata dal sesso in maniera negativa, lo dimostrano le statistiche mediche: Il tumore che causa più decessi nella popolazione maschile è quello che si sviluppa nella prostata.

Un Oncologo non ti spiegherà mai quale sia la causa di questo male, semplicemente perché non è stato formato, né stimolato a ricercarne le cause, la sua unica missione è quella di solo sull'eliminarne i sintomi. Come ogni persona affetta potrà testimoniare, il conflitto che dà origine a questa malattia, è spesso relativo alla sofferenza psicologica causata dall'impossibilità di far sesso. La persona che ha il tumore alla prostata ha pensieri del tipo: Non ho più stimolo a vivere perché non posso più avere rapporti sessuali, verso la mia compagna mi sento menomato per colpa dei miei problemi sessuali, non riesco più a sopportare la sofferenza che mi deriva dal non fare sesso.

Ci sono inoltre evidenze scientifiche che dimostrano che l'organismo maschile consuma energia vitale per produrre sperma, perciò più l'uomo eiacula, più accorcia la sua vita! I maestri Tantrici e quelli Taoisti, lo capirono millenni fa e definirono tecniche erotiche per permettere all'uomo di raggiungere l'orgasmo senza l'eiaculare. In queste pagine ti spiegherò queste tecniche per riuscirci in modo rapido e semplice.

La maggior parte degli uomini però, rifiuta categoricamente di provare queste tecniche, perché è convinta che il piacere sessuale sia finalizzato all'orgasmo eiaculatorio e che un rapporto sessuale senza eiaculazione, arrechi un malessere psicologico e fisico. Balle! (e qui ci sta ;-)).

Non è così semplice eradicare abitudini decennali, ci vogliono apertura mentale, costanza, allenamento e soprattutto, collaborazione del partner, poi è come andare in bicicletta, una volta appresa, la competenza diventa incosciente e non richiede più sforzi coscienti. Non subendo il calo energetico dovuto all'eiaculazione, mi sento sempre pronto a fare sesso e riesco a farlo per diverse ore, come Sting ;-). Il fatto di non eiaculare non mi causa problemi, ho sostituito il piacere dell'orgasmo eiaculatorio con il piacere costante dell'orgasmo senza eiaculazione. Non si tratta più di pochi secondi di spruzzi bianchi, ma di lunghe ore di piacere intenso, fatte di orgasmi multipli e ripetuti in sequenza, quasi come capita a una donna. Naturalmente la mia compagna beneficia delle mie super prestazioni, provando anche lei maggiore godimento che la fa sentire più donna e mi fa sentire molto maschio.

Perché non provate anche voi? Ti assicuro che chi ci riesce, non torna più indietro! E' come cambiare auto, passare da un'utilitaria a motore a scoppio a una Tesla elettrica col pilota automatico. Quando provi quest'esperienza, quelle passate ti sembrano così arcaiche, così tenue, così insoddisfacenti che la tua vita sessuale precedente ti sembrerà un disastro.

A differenza degli animali che fanno sesso seguendo un istinto naturale, l'uomo e la donna nel rapporto sessuale possono darsi piacere reciproco.

Questa è una verità assoluta: Fai sesso solo quando sei tu a volerlo e solo quando ti genera piacere farlo.

Qualsiasi cosa sia fatta con gioia eleva l'anima a Dio, all'Universo o a qualsiasi entità superiore in cui tu creda, perciò se nel rapporto sessuale si adoperano modi un po' violenti che piacciono a entrambi i partner, non si violano le leggi divine/universali. Se, invece, un partner impone all'altro qualcosa che a questi non piace, entrambi sbagliano: Il primo perché usa mezzi coercitivi e chi subisce, sbaglia perché distrugge la propria autostima.

Nonostante questo non sia un testo pornografico, anzi! nel testo troverai parole e frasi esplicite su organi sessuali e pratica del sesso, sono convinto che il peso delle parole sia importantissimo quando si parla di un soggetto così emotivo.
Non mi credi? Che cosa trovi più sensuale? Scopata o amplesso?
Ok, ci siamo capiti.

Voglio fare le minime raccomandazioni obbligatorie del caso, per la pratica del sesso in coppia:
1. Entrambi dovete essere esenti da malattie sessualmente trasmissibili o se lo siete, usate delle protezioni.
2. Se la procreazione non è l'obiettivo, usate anticoncezionali.
3. Curate l'igiene personale e intima.
4. Dovete entrambi essere consenzienti.
5. Avvertite i vicini di casa! Questa volta potrebbero interpretare male e spaventarsi.

Nel mondo tutto è basato sul sesso, tranne il sesso.
Il sesso è basato sul potere.
(Oscar Wilde)
... e sul piacere, se lo sai procurare e raggiungere
(R.T.)

1 Introduzione

Orgasmi multipli, ripetuti? Ma di che parlo?

Ho passato anni a cercare informazioni, studiare libri e manuali, guardare film porno e documentari, partecipare a conferenze e seminari, fare sedute dalla sessuologa (ma sono sempre donne?), intervistare persone e naturalmente, fare sesso.

Dopo tante delusioni ed esperienze da dimenticare, ho trovato le chiavi per elaborare un metodo infallibile per far raggiungere a qualsiasi donna un orgasmo femminile completo, ripetuto e gioioso.

La stessa cosa vale per gli uomini, si ragazzi! Anche voi potete avere degli orgasmi ripetuti, uno dopo l'altro, quasi come le donne.

In questo manuale descriverò in modo chiaro, rapido e semplice come riuscirci, per entrambi.

Ogni donna ha la capacità di raggiungere un orgasmo completo e viverlo ripetutamente, uno dopo l'altro, per minuti o per ore (gli istruttori di Tantra parlano di un record di 9 ore... "Esagerati!", dirai ora. "Adesso capisco", dirai dopo aver letto e messo in pratica i miei consigli), poche donne ne sono al corrente e tra loro, pochissime l'hanno vissuto o lo vivono.

Com'è possibile????

Non c'è bisogno di essere un'assatanata di sesso, una ninfomane o una porno star per raggiungere orgasmi completi, multipli e ripetuti, basta essere una donna con una sessualità normale! Esperto in orgasmi femminili, si potrei definirmi così.

Con "Vieni ancora amore" voglio proporre un'alternativa a youporn e i suoi fratelli, per far capire in modo diretto, facile e veloce come prendere il meglio dal Tantra, il Tao del Sesso, il Kama Sutra, la PNL, l'alimentazione, la psicologia, l'esperienza personale, e dai... anche un po' dal porno, per vivere insieme al partner tante meravigliose e profonde esperienze sessuali.

Secondo me, il porno sta al sesso come una sfilata di moda sta all'abbigliamento di tutti giorni. Le modelle fingono, il loro sorriso è finto, il piacere che provano a portare scarpe e vestiti è finto (è anche probabile che faccia male, vestito stretto, scarpe scomode, capelli che tirano). Eppure la modella sorride, come un giocattolo. Una modella, in fondo, è come un giocattolo radiocomandato, come un'attrice porno. Il porno è strano: gli uomini scopano e si fanno spompinare a lungo da belle donne arrapanti, e poi per venire, si fanno un gran segone.

Con questo non voglio attaccare il porno, affinché sparisca, anzi, mi piace il porno come a 99% degli uomini e il 50% delle donne, sono contento che sia alla portata di clic. Mi piace meno che lo sia anche per un adolescente ai primi passi, o di un adulto con una vita sessuale frustrata dall'insoddisfazione, che credano entrambi, che il porno sia l'unico o il modo migliore di far sesso.

Francamente, credo che sia proprio il peggiore! Il porno è solo una piccola parte del piacere magico che il sesso può dare a due persone. Racconta di corpi muscolosi, tettone, labbra gonfiate e peni enormi. Ti fa credere che il sesso sia limitato al corpo, che bisogna essere magri e superdotati per far del buon sesso. Insomma, il porno, a parte qualche rara eccezione, è un fake! E' basato sulla sottomissione della donna al servizio dell'eiaculazione dell'uomo, non c'è condivisione, non c'è scambio, non c'è crescita reciproca, non c'è piacere reciproco costante, non ci sono orgasmi multipli maschili, non ci sono momenti d'attesa, non c'è dialogo, non ci sono intensità di sguardi, tenere carezze post orgasmo, coccole, in poche parole: non c'è amore!

Nel porno non c'è amore, per questo eccita gli uomini che sono stati educati a scindere tra sesso (sporco) e amore (pulito), pochi sanno che possono coesistere per vivere le sensazioni più meravigliose che due esseri umani siano in grado di creare.

Se sei stufa di recitare il ruolo della modella o ne hai abbastanza di atteggiarti da porno attore quando fai sesso, se cerchi un'intesa più soddisfacente e delle esperienze intense, straordinarie, colme di orgasmi estatici, qui troverai un kit di trasformazione, pronto all'uso.

Non avrai bisogno di diventare un adepto/a del Tantra o del Tao del sesso, apprenderai dei metodi semplici e immediati per capire profondamente il funzionamento della tua sessualità e quella del partner, per raggiungere insieme le vette del piacere!

Il buon sesso è come il Bridge, se non hai un buon partner, è meglio avere una buona mano.

(Mae West)

Avessi letto questo libro a 20 anni, la mia vita sarebbe cambiata, avrei sposato la donna che amavo, avremo avuto dei figli, un impiego fisso come Checco Zalone, una suocera odiosa, un mutuo, un SUV, un divorzio, ecc..

Se avessi scoperto prima come fosse facile risolvere il nostro grave problema di coppia, non ci saremmo mai lasciati: non riuscivo a farle raggiungere l'orgasmo, eppure ne era vicinissima, sarebbe bastato poco, pochissimo... ma non lo sapevamo. Ho cercato risposte nei libri, dagli amici, dagli esperti, la mia brama di conoscenza è continuata per anni senza risultati.

Così ci siamo lasciati.

#Chemmenefregaame. Mi dirai...

E no! Sono un tipo testardo e ho continuato la mia questua per il sacro orgasmo. Poi finalmente, come un prezioso tesoro, l'ho trovato! Ho trovato il modo di fare avere orgasmi a qualunque donna.

Orgasmi intensi, prolungati, numerosi che riempiono di gioia e benessere.

Ti svelerò in poche dozzine di pagine le straordinarie scoperte che mi sono costate anni di ricerche.

Questo libro è dedicato più alle donne vittime di orgasmi indecenti o mai visti (soprattutto a quel 50% che confessa di non raggiungere l'orgasmo durante la penetrazione con il proprio partner), a quel 70% di donne che non ha mai provato un orgasmo

Full Body e l'eiaculazione femminile, e infine, a quel 98% di uomini che non conosce gli orgasmi multipli maschili.

Non tutti sanno che: diverse inchieste hanno appurato che almeno il 10% delle donne non ha mai provato un orgasmo, 50% l'ha provato, ma mai durante la penetrazione con il proprio partner!

Se sei la sfigata (tranquilla, non sei la sola, siete centinaia di milioni) che si è trovata un eiaculatore precoce, inconsapevole dell'importanza dei preliminari, che vuole andare subito al sodo e dopo pochi minuti, te lo trovi rilassato e post-eiaculato addosso, mentre ti chiede se ti è piaciuto e si addormenta senza neanche aspettare la risposta... questo libro è per te!

Lo è ancor di più se sei quello che si addormenta.

Mi sono accorto che la maggior parte delle persone non vive il sesso appieno. Quando parlo di Tao o di Tantra alla gente della mia età (50 suonati), quasi nessuno conosce il Tao del sesso, e quando accade, è una conoscenza superficiale. Lo stesso vale per il Tantra o il Kama Sutra.

Tutti ne hanno sentito parlare ma pochi se ne sono veramente interessati fino a studiarli e praticarli. Squirting? Si, se ne parla, ma chi lo prova o lo fa provare tra voi? Pochi sanno che una donna può eiaculare come un uomo e avere orgasmi da sballo, a ripetizione, per un tempo limitato solo dalla sua tenuta fisica. E lo stesso vale per l'uomo.

Una dedica anche agli uomini che vogliono acquistare competenze e sicurezza a letto, per aumentare il godimento della propria donna e il proprio; alle donne che vogliono scoprire le fantastiche sensazioni di orgasmi completi, multipli e ripetuti; a tutte le persone che vogliono godere quanto di meglio possa offrire il sesso tra due persone.

2 Orgasmo ti amo!

L'orgasmo radica fondamentalmente la nostra capacità di connessione: a livello ormonale, emotivo e spirituale.
(Nicole Daedone)

Lascia perdere le mele: "Un orgasmo (multi ancora meglio) al giorno, toglie il medico di torno!"

La prossima volta che non ti senti bene, invece di rovistare nell'armadietto della farmacia, corri a cercare il tuo partner per farti somministrare una terapia naturale.

Attenzione, non sto dicendo che fare sesso fa bene, è l'orgasmo che fa bene! Fare sesso terminando con la frustrazione di non aver provato un orgasmo... non fa per niente bene. Il feeling da orgasmo è una delle più belle sensazioni che il nostro corpo possa darci. Il feeling da insoddisfazione orgasmica invece, oltre alle frustrazioni, aumenta l'acidità del corpo indebolendo il sistema immunitario.

Le donne possono avere otto orgasmi diversi tra zona, intensità e durata, che vanno dalla lieve sensazione di benessere, a un'esplosione di piacere, a seconda dell'esperienza, dalla fiducia in se stessa e in lui, dello stato d'animo, dal legame con il partner... e dalla sua bravura. Grazie ai cambiamenti chimici che avvengono nel nostro corpo, Il raggiungimento dell'orgasmo genera un sacco di effetti benefici per la salute fisica e mentale.

Durante l'orgasmo il nostro corpo secerne ormoni come ossitocina, vasopressina, endorfina, e dopamina, sostanze che hanno potenti conseguenze sul nostro umore, con effetti terapeutici anche per il fisico.

I 20 effetti benefici dell'orgasmo:

1. Ringiovanisce.

2. Allevia il dolore.

3. Riduce stress e depressione.

4. Migliora la memoria.

5. Concilia il sonno.

6. Ti rende più bella/o.

7. Ti protegge da influenza e raffreddore.

8. Riduce l'appetito di junk food.

9. Brucia calorie.

10. Disintossica il corpo.

11. Migliora il senso dell'olfatto.

12. Migliora l'intimità della coppia.

13. Diminuisce la probabilità di tumori.

14. Aiuta a regolare il ciclo mestruale.

15. Contrasta la disfunzione erettile.

16. Migliora la qualità dello sperma, quindi la fertilità.

17. Allunga la vita.

18. Migliora la salute del cuore.

19. Migliora la pressione sanguigna.

20. Fare sesso orgasmico fa bene, punto e basta!

Ringiovanisce.

Invecchiando il nostro livello di testosterone diminuisce, con un'attività sessuale regolare però, si producono un sacco di sostanze chimiche tra le quali la DHEA (Dehyrdoepiandrosterone) in grado di rigenerare l'epidermide, riparare i tessuti danneggiati e mantenere la pelle soffice. Aiuta anche a conservare in salute ossa e muscoli.

Allevia il dolore.

Un orgasmo produce sostanze chimiche come le endorfine, si tratta di antidolorifici naturali che riducono mal di testa, mal di stomaco e perfino l'artrite. Si pensa che gli orgasmi possano ridurre fino al 70% l'intensità del dolore. L'ossitocina, (la sostanza che, nella sua formula sintetica, viene iniettata per sedare i dolori del parto) una pectina che contiene nove aminoacidi, è in grado di ridurre dolore e aumentare il benessere.

Riduce stress e depressione.

Un orgasmo produce ossitocina, un ormone molto potente per combattere lo stress. Quando il corpo raggiunge l'orgasmo, la amigdala, (la parte del cervello responsabile della paura dell'ansia) viene bloccata e questo processo aiuta a essere in uno stato mentale di felicità.

Migliora la memoria.

Durante l'orgasmo la circolazione sanguigna aumenta e trasporta ossigeno nutriente all'ipotalamo, che è il centro delle funzioni di memorizzazione del cervello, e lo mantiene in allerta.

Concilia il sonno.

L'ossitocina, conosciuta anche come l'ormone dell'amore, rilascia anche delle endorfine che causano un effetto sedativo, permet-tendo al corpo di rilassarsi e lasciare andare le tensioni, abbassando la pressione sanguigna. Favorisce riposo e sonno profondo.

Ti rende più piacevole.

Secondo il neuropsicologo David Weeks, fare l'amore almeno tre volte a settimana, può farti apparire più giovane di una decina d'anni! L'importante, sostiene, è che sia buon sesso. Con il flusso di ferormoni che sono prodotti durante un orgasmo e il rilascio di endorfine, la nostra pelle appare più liscia e i capelli più splendenti. Questo stato può durare per giorni.

Ti protegge da influenza e raffreddore.

Grazie al rilascio di anticorpi, in particolare l'immunoglobulina A, che rinforza naturalmente il nostro sistema immunitario, siamo meno predisposti a prenderci raffreddori e influenze.

Riduce l'appetito di junk food.

La serotonina che viene rilasciata durante l'attività sessuale, ci da un senso di calma e benessere, di conseguenza riduce il nostro desiderio di mangiare. La secrezione di ossitocina aumenta il nostro livello di CCK (colecistochinina), questo aiuta a controllare l'appetito, riduce i livelli di cortisolo che causano infiammazioni e aumento dei grassi quando sentiamo la mancanza di carboidrati.

Il rilascio di dopamina, che aumenta proprio prima dell'orgasmo, riduce l'appetito di spuntini tra i pasti. Il sesso attiva inoltre la produzione di fenetilamina, un'anfetamina naturale che aiuta a regolare il nostro appetito.

Brucia calorie.

Con l'aumento del ritmo cardiaco aumenta anche il consumo di calorie. L'orgasmo brucia circa 3 calorie, ma una mezz'ora di attività sessuale ne consuma all'incirca 150. Nel frattempo i nostri muscoli guadagnano tonicità.

Disintossica il corpo.

Durante il sesso la traspirazione elimina le tossine e la circolazione sanguigna aumenta. La sudorazione provoca un massaggio linfatico e rilascia dei grassi che nutrono la pelle.

Migliora il senso dell'olfatto.

Dopo l'orgasmo, il corpo rilascia un ormone conosciuto come prolattina che stimola le cellule sterminali del bulbo olfattivo del cervello, a produrre nuovi neuroni, questo processo rinforza il senso dell'olfatto.

Migliora l'intimità della coppia.

Grazie all'ossitocina, è più facile sentirsi fiduciosi e sereni dopo l'attività sessuale. Questo significa che anche i partner più gelosi possono trovare un momento di pace dopo il sesso. Se avete una crisi di coppia da affrontare o un riavvicinamento fisico, può aprire la strada a un migliore affiatamento.

Diminuisce la probabilità di tumori

Un'eiaculazione regolare evita il ristagno dello sperma, causa di molte malattie. In particolare, un'attività sessuale regolare - almeno 21 volte al mese - può ridurre l'incidenza di tumori alla prostata. La regolarità è più importante del numero: repentini cambi di frequenza sono sconsigliabili.

Il sesso aiuta a regolare il ciclo mestruale.

Può sembrare strano, ma la produzione ormonale, sollecitata dall'attività sessuale regolare, può aiutare a combattere i cicli irregolari. Questo anche perché il sesso diminuisce lo stress, una delle principali cause dei ritardi.

Il sesso contrasta la disfunzione erettile.

Sembra un paradosso, ma è proprio così: l'attività sessuale costante alimenta il flusso sanguigno nelle arterie del pene, quindi i tessuti restano più in salute. L'erezione è come una performance atletica: più ti alleni, più ottieni migliori risultati.

Migliora la qualità dello sperma, quindi la fertilità.

L'attività sessuale regolare aumenta il volume di sperma emesso durante ogni eiaculazione. Inoltre, il ricambio frequente evita che la fecondazione avvenga tramite sperma "vecchio" che può causare problemi genetici al feto. Fare sesso spesso, aiuta quindi la fertilità.

Allunga la vita.

Un cuore più sano, meno malattie, un organismo più allenato, una vita più felice: tutti questi fattori contribuiscono ad aumentare la longevità. Possiamo quindi dirlo: il sesso orgasmico allunga la vita.

Migliora la salute del cuore.

Uno studio del New England Research ha dimostrato che gli uomini che fanno sesso regolarmente, hanno il 45% di probabilità in meno di sviluppare malattie cardiovascolari rispetto a chi non lo pratica.
PS: Non è stato rilevato lo stesso beneficio sulle donne.

Migliora la pressione sanguigna.

Fare sesso migliora la pressione sanguigna, in particolare riduce la pressione della diastole e quindi può abbassare la pressione minima. Perfetto per chi soffre di pressione alta, quindi.

Fare sesso orgasmico fa bene! Punto e basta.

Sei stressato, stanco, affaticato? Esiste un rimedio naturale vecchio come il mondo: l'attività sessuale. Diversi studi dimostrano che il sesso, se praticato regolarmente, aumenta il benessere della persona attraverso tanti piccoli ma importanti benefici. (a patto che ti permetta di raggiungere orgasmi)!
Più orgasmi abbiamo, più siamo in salute. Da soli o con il nostro partner, il raggiungimento dell'orgasmo aumenta la nostra salute fisica, migliora il nostro aspetto e il nostro benessere.

3 Energia sessuale

L'energia del corpo.

Ora che la scienza della chimica occidentale ha raggiunto livelli di misurazione più sofisticati, è in grado di dimostrare che i nostri corpi sono intrisi di energia elettrica. L'elettricità non è stata ancora capita completamente dalla scienza moderna, però scorre nei muri delle nostre case, regola la vita delle nostre cellule, fa girare i motori dei treni, attiva le sinapsi del cervello, illumina i nostri schermi touch, trasmette informazioni multimediali e tanto altro. Tutto il tuo corpo è una gigante macchina elettrica: la chimica del corpo, come tutta la chimica del resto, è basata su trasmissioni elettriche. La capacità a mantenere una corretta circolazione di questa energia bioelettrica nel proprio corpo, rappresenta le fondamenta della medicina Cinese.

L'agopuntura interviene direttamente nella circolazione di questa energia che i cinesi chiamano "Chi" (si pronuncia "ci"). Se hai già fatto una sessione di agopuntura, avrai sentito la presenza di queste energie, se invece non l'hai mai fatta, prova questo semplice esercizio: sfrega i palmi delle mani, uno contro l'altro per almeno 10 secondi, poi a palmo piatto, tieni le mani a una distanza di due cm. Se ti concentri bene, sentirai le onde di energia passare da una mano all'altra.

Sul web gira il video di un giornalista britannico che filma un terapeuta Cinese che con il *Chi* delle mani è in grado di appiccare il fuoco a della carta. Gli scienziati occidentali sono un po' come i religiosi, credono a qualcosa che nessuno ha mai visto, tipo i Bosoni quantici, solo perché pensano di aver individuato delle tracce della loro esistenza. Quando vedono realmente qualcosa che contraddice il loro dogma, tendono invece a deriderlo o a ignorarlo. Un po' come per il Punto G (Giga), attribuito dalla scienza medica moderna, solo a una ristretta e fortunata percentuale della popolazione femminile.

Del resto, solo uno spirito conservatore permette la sopravvivenza di un dogma. L'idea del *Chi* non è relegata alla Cina, nel libro "Il corpo di luce", gli autori descrivono 49 diverse culture in giro per il mondo, che hanno nel loro vocabolario una parola che rappresenta il *Chi*. Si va dal "Prana" in Sanscrito, al "Neyayoneyah" in Lakota Sioux e a "Num", che significa "punto di ebollizione" nel linguaggio Kung del Kalahari. Nonostante la riluttanza degli scienziati, in Occidente diciamo da sempre: *"sprizzo d'energia"*, quando ci sentiamo in forma e *"non ho più energia"*, quanto siamo stanchi.

#sapettelo *Ancora oggi in Cina, gran parte delle anestesie per operazioni chirurgiche sono fatte con l'agopuntura, senza farmaci!!! Questa rapida, efficace, semplice, economica e non invasiva terapia, si rivela molto più salutare e indolore per i pazienti rispetto alle somministrazioni di droghe sintetiche, previste dai protocolli dell'OMS.*

Mentre i cinesi e gli Indiani conoscono il *Chi* da millenni, in Occidente cominciamo ad accettarlo solo da qualche decennio, il libro del 1998 "The Body Electric" (Il corpo elettrico), scritto da Robert Becker e Gary Selden, è stato una pietra miliare per far accettare alla moderna scienza, il concetto dell'energia bioelettrica nel corpo.

L'Orbita Microcosmica.

L'energia bioelettrica si trova in ogni cellula del tuo corpo. Quest'energia viaggia anche attraverso dei circuiti ben delineati: i Meridiani. L'agopuntura li utilizza per regolare il flusso di *Chi* in ogni precisa parte del corpo. Il circuito principale del corpo si chiama Orbita Microcosmica. È formata da due canali, quello anteriore, il funzionale e quello posteriore che governa.

Il canale posteriore.

Il canale posteriore parte dal perineo e scorre lungo la schiena, solcando la punta del coccige, attraversa la spina dorsale, raggiunge la corona del capo per poi ridiscendere tra il naso e le labbra superiori, dove inizia la dentizione.

Orbita Microcosmica

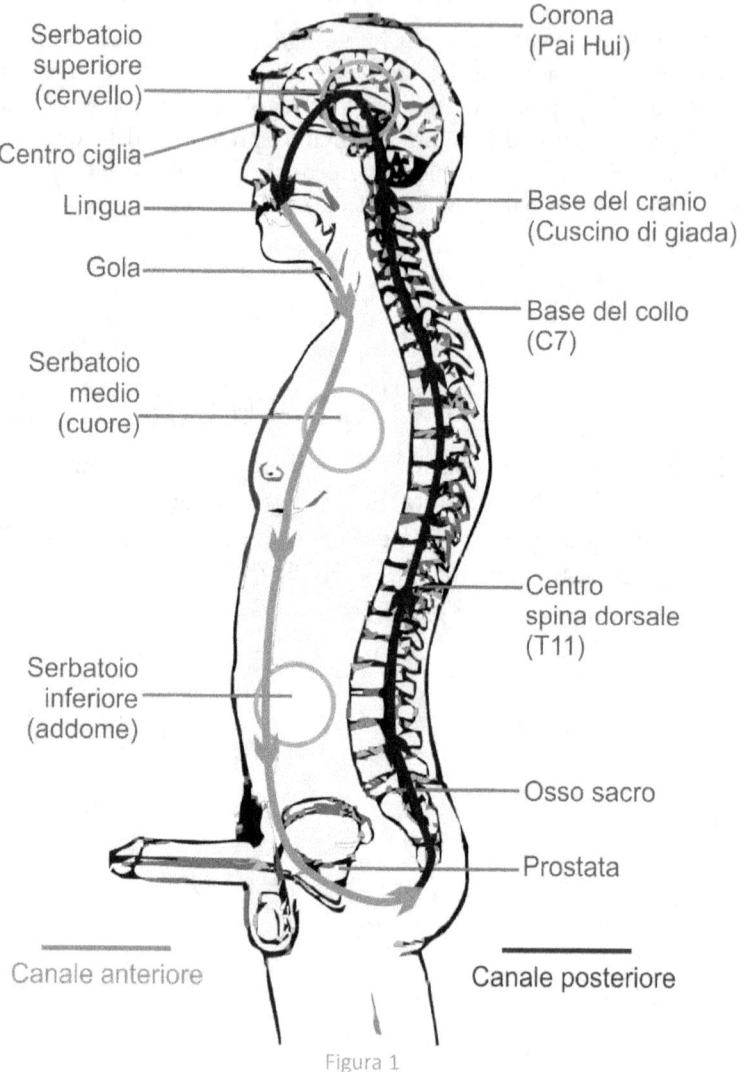

Serbatoio superiore (cervello)

Centro ciglia

Lingua

Gola

Serbatoio medio (cuore)

Serbatoio inferiore (addome)

Corona (Pai Hui)

Base del cranio (Cuscino di giada)

Base del collo (C7)

Centro spina dorsale (T11)

Osso sacro

Prostata

Canale anteriore

Canale posteriore

Figura 1

Il canale anteriore.

Il canale anteriore scorre dalla punta della lingua, lungo la linea centrale del corpo, giù verso il pube e il perineo. Toccando il palato con la lingua chiudi il circuito dell'orbita microcosmica. I cinesi lo chiamano anche il canale del concepimento, nelle donne incinte infatti, si può intravedere questa linea scura attraversare il centro della pancia.

Come si muove il Chi? Dice un proverbio Taoista: "Quando la mente si muove, il *Chi* la segue". Il *Chi* tende a concentrarsi e aumentare nei punti in cui si è focalizzata l'attenzione. Come provato da diversi esperimenti di bio feedback, l'attività nervosa e muscolare aumenta nell'area del corpo in cui si concentra la propria attenzione.

Energia sessuale.

I cinesi la chiamano Ching Chi, è una delle più potenti energie bioelettriche. Quelle che noi chiamiamo eccitazione o arrapamento, i Taoisti la definiscono "produzione di energia sessuale". Nel Tao si apprende a veicolare questa energia attraverso il corpo per provare orgasmi totali che oltre al piacere, migliorano anche la salute psicofisica. Secondo il Tao, tutte le parti del corpo (cervello ghiandole e organi compresi) producono la loro migliore energia durante l'orgasmo perché è il momento in cui si crea una vita.

Questo è il potere che serve per creare una vita, ma (come capita la maggior parte delle volte), se la procreazione non è l'obiettivo, i Taoisti ritengono che sia meglio conservare questa energia e incanalarla nel corpo per il piacere e per la salute. Siamo concepiti attraverso l'orgasmo, l'energia orgasmica penetra ogni cellula del nostro corpo; per restare attivi e in salute, abbiamo bisogno di sentire l'energia orgasmica con regolarità, idealmente ogni giorno. I maestri Taoisti ci spiegano che, come Carrefour, l'energia sessuale è disponibile 24 ore su 24, 7 gg su 7.

Nel mondo occidentale sappiamo sfruttare questa energia solo con le pratiche sessuali e in determinate occasioni, il Tao permette invece di capire e gestire il *ching chi*, per energizzare a piacimento corpo e mente. Un uomo occidentale in buone condizioni di salute, sente più volte al giorno l'impulso della propria energia sessuale, ma conosce solo un modo per sfruttarla. E' come se ci fosse un prurito e l'unico modo per farlo passare, fosse di grattarlo. I Taoisti hanno imparato a gestirla in modo diverso per il benessere del corpo e della mente. Siamo stati educati a sopprimere l'energia sessuale e, secondo i Taoisti, questo comportamento provoca squilibrio.

Scambio energetico

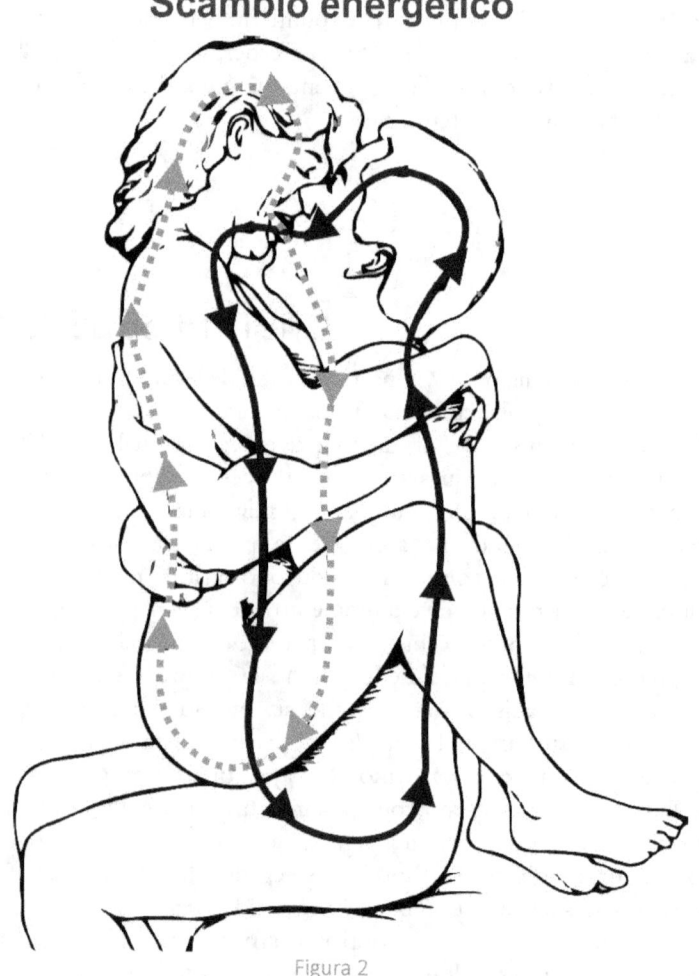

Figura 2

Scambio energetico delle Orbita microcosmiche.

Come rappresentato nell'illustrazione, le orbite microcosmiche si possono incrociare e unire in coppia. Per attivare questo scambio energetico, bisogna toccare con la lingua il palato del partner e rimanere in questa posizione per collegare e incrociare i flussi. Provateci subito mettendovi nella posizione illustrata, l'effetto è fantastico e immediato!

Procreazione.

E veramente ingiusto che le donne dicano che noi uomini vogliamo solo sesso.
E il cibo?
(Jarod Kinz)

La procreazione è la ragione dell'esistenza del sesso... ma non solo. La natura ogni tanto ci regala delle piacevoli sorprese, l'orgasmo è una di queste! Vuoi un esempio? L'unica funzione della clitoride e del punto G, è quella di provocare piacere, lo stesso si può dire per il glande. Grazie madre natura! La procreazione degli esseri umani è così diventata una disciplina con diversi aspetti e sfumature, dallo spirituale al fisico, dal controllo mentale al divertimento. Insomma l'orgasmo è all'origine della mia e della tua esistenza, proveniamo tutti da lì e fino a quando non esisterà un nuovo modo altrettanto efficace e piacevole di procreare, continueremo a far sesso e avere orgasmi per assicurare la sopravvivenza della specie... e non solo.

Le sensazioni dell'orgasmo

Gli orgasmi si possono presentare come leggeri brividi o spasmi ritmici in una particolare area del corpo oppure, come un tremore totale del corpo durante un orgasmo Full Body. Ci sono persone che ululano a squarciagola, altre ansimano, altre ridono, altre ancora sprofondano nel silenzio, ognuno lo vive diversamente. Lasciati trasportare dalle loro sensazioni, goditeli fino in fondo, te li meriti e ti fanno bene.

Perché l'energia sessuale è così potente?

Chi non ha mai perso il controllo a causa dell'eccitamento? Non c'è bisogno di essere squilibrati per essere talmente eccitati da perdere il controllo. La potenza del sesso è straordinaria, passiamo la nostra vita a tentare di controllarla. La potenza del sesso nella storia ha sempre prodotto miracoli e magie, disastri e tante corna. Potrei citare casi della storia classica, ma bastano i recenti di Bill Clinton e Berlusconi, i casi più conosciuti da queste perdite di controllo. Questi due marpioni hanno speso un sacco di soldi, subito rappresaglie familiari e mediatiche, messo a repentaglio anni di duro lavoro per pochi minuti di benessere e pochi secondi di piacere orgasmico "proibito". Quanti amanti sono stati uccisi dal marito cornuto? Si rischia la vita per pochi secondi d'orgasmo!!! Ma che è???

Sopravvivenza e benessere sono le caratteristiche che rendono il sesso così importante. E' grazie al sesso che assicuriamo la sopravvivenza della specie con la procreazione. Chiunque abbia avuto dei figli, potrà capire quanto un figlio rappresenti l'allungamento della propria esistenza. Il benessere è il naturale risultato di una vita sessuale soddisfacente, un tassello indispensabile per il raggiungimento della felicità. Una vita sessuale insoddisfatta (con rari o senza orgasmi) e l'impossibilità di far dei figli, possono entrambi provocare gravi problemi.

Non mi soffermerò sul secondo punto perché fuori-luogo in questo libro, sappi però che un rapporto sessuale gioioso e orgasmico, aumenta la fecondità e la riuscita del processo di fecondazione naturale.

Cambiare si può.

Il nostro DNA, secondo recenti scoperte scientifiche, contiene la programmazione completa del nostro organismo e non può mutare. Non può essere riprogrammato dal comportamento o dalla volontà. Greg Braden e Bruce Lipton hanno invece reso pubbliche fin dagli anni '80, le prove scientifiche del contrario. Formulando le basi dell'epigenetica hanno dimostrato che il DNA può essere riprogrammato dalla mente. Deepak Chopra, un luminare della medicina olistica, ha affrontato l'argomento della fecondità attraverso un approccio dualistico tra medicina allopatica e ayurvedica. In un suo seminario racconta una delle sue esperienze: una ventina d'anni fa fece partecipare diverse donne sterili (così definite dopo esami medici) a sedute di meditazione, di loro il 30% rimase incinta nel giro di due settimane di pratica meditativa!

Quante donne definite sterili, sono rimaste incinte dopo essersi rassegnate e aver finalmente terminato le pratiche di adozione? E' chiaro che dal punto di vista di un medico tradizionale si tratti di baggianate, nonostante certificati e analisi mediche, sta di fatto che si tratta di prove irrefutabili di cambiamento della propria biologia, a seguito di un cambiamento della propria attitudine mentale. Il nostro approccio al sesso può essere modificato rapidamente, con semplici tecniche, indipendentemente dall'eredità genetica e dalla programmazione subita. L'importanza del sesso è facile da capire, è invece difficile cambiare il proprio approccio con il sesso. Devi solo imparare a liberarti dalle costrizioni, dalle deformazioni causate dall'educazione repressiva e dalle esperienze negative, qui scoprirai come fare.

Perché l'istinto sessuale è gestito dal cervello rettile?

L'istinto sessuale come abbiamo visto, è l'istinto più importante per la sopravvivenza della specie e viene gestito da una parte del cervello che è considerata la più antica. Le ultime teorie sulla conformazione del cervello ci dicono, infatti, che esistono tre cervelli. Secondo il neurologo Paul MacLean, il nostro cervello è costituito da tre parti distinte, ognuna delle quali rappresenta un momento evolutivo ben preciso della specie umana.

Un po' come succede in un sito archeologico o con gli strati geologici del suolo, anche il nostro cervello sarebbe il risultato finale di tre sedimenti stratificatisi durante l'evoluzione:

1. Cervello Rettile/Primitivo o Archipallium, costituito dal cervelletto e dal bulbo spinale.
2. Cervello Mammifero o Paleopallium, costituito dal sistema limbico.
3. Neocortex o Neopallium, chiamato anche cervello superiore, costituito dagli emisferi cerebrali.

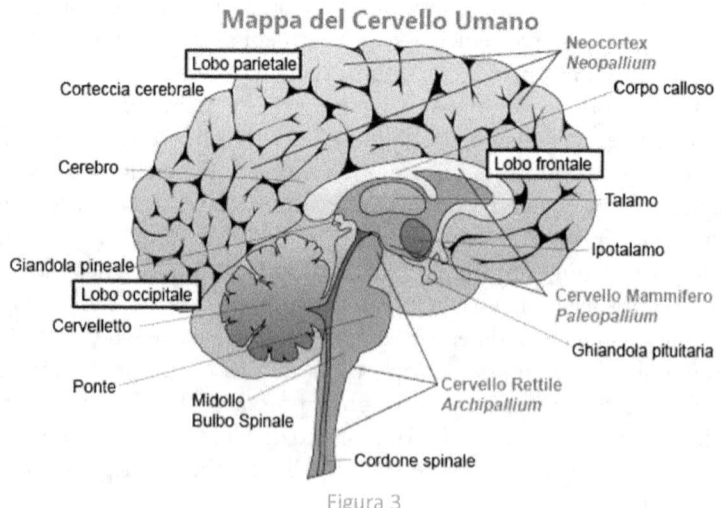

Mappa del Cervello Umano

Figura 3

Il cervello rettile è la sede degli istinti primari e delle funzioni vitali. Es.: il controllo del ritmo cardiaco e respiratorio, gli istinti primordiali tra i quali quello della sopravvivenza "combatti o fuggi" e quello sessuale.

Il secondo corrisponde nella scala evolutiva al cervello dei mammiferi, specie di quelli più antichi ed è coinvolto nella elaborazione delle emozioni.

Il terzo, Neocortex è più recente ed esclusivo dei primati, è la sede di tutte le funzioni cognitive e razionali.

Pur se perfettamente coordinate tra loro, queste tre aree sarebbero, secondo MacLean, indipendenti l'una dall'altra e in grado di dominarsi reciprocamente. Gli istinti rappresentano il nostro comportamento naturale allo stato primordiale, l'educazione che subiamo dalla nascita ha l'obiettivo di inibire o controllare i nostri istinti primordiali.

Prova un po' a immaginare se invece di reprimere, lasciassimo libero sfogo o addirittura incoraggiassimo i nostri istinti primordiali. Scommetto che passeremmo gran parte del nostro tempo a far sesso.

Invece (noi maschi), passiamo il nostro tempo a *tentar* di far sesso.

Ci sono relazioni tra cervello, cuore e pancia?

Il cervello è la sede di tutti i nostri pensieri? Gli scienziati dopo avercela menata per anni con questa storia, cominciano a ricredersi grazie a delle nuove scoperte che provano l'incidenza di altri organi nella chimica cerebrale. Cuore, fegato, organi sessuali e intestino sono gli organi più studiati in questa relazione, grazie alla loro capacità a produrre elementi chimici o elettrici misurabili, che influenzano direttamente il cervello.

Certo! Il cuore gioca un ruolo importantissimo nella creazione dei sentimenti e delle emozioni, mentre l'intestino, sede del sistema immunitario, produce le informazioni necessarie a mantenere il nostro organismo in salute.

E' stato provato scientificamente il fatto che il cuore sia in grado di secernere particolari sostanze, in grado di cambiare immediatamente la chimica di alcune zone del cervello, gli stessi principi chimici sono utilizzati dai nostri organi sessuali. Non credo che ci sia bisogno di avere delle controprove scientifiche per affermare che la chimica del nostro cervello cambia in fase di eccitazione sessuale, ognuno di noi è in grado di confermarmelo per esperienza personale.

Qual è la relazione tra forma fisica e attività sessuale?

Benché la forma fisica sia indispensabile per intraprendere un'attività sessuale con movimenti del corpo, non è necessario essere un atleta allenato per vivere una sessualità appagante. Ci sono poche scappatoie, il sesso è fatto di posizioni, movimenti e tenuta, quando sei in buona forma fisica, riesci a muoverti più facilmente per periodi prolungati e vivere rapporti più soddisfacenti. Anche il fatto di sentirsi bene con il proprio corpo è indispensabile per vivere il sesso con serenità.

Ti darò alcuni semplici consigli per mantenere un corpo sano e tonico, grazie a un'alimentazione energetica e dei semplici esercizi fisici.

Perché una buona circolazione sanguigna è importante per il sesso?

Gli organi sessuali funzionano con l'irrorazione sanguigna, per questo è molto importante avere un apparato circolatorio in salute per sfruttare al meglio la nostra potenza sessuale. Insisto molto su questo punto perché lo sforzo fisico e le funzionalità di un rapporto sessuale, soprattutto l'orgasmo, rischiano di bloccarsi a causa di una cattiva circolazione.

Non dico di andare in palestra o fare tre ore di allenamento quotidiano, basta tenersi in forma, alleviare i danni della vita sedentaria occidentale, facendo movimento, esercizi, yoga e alimentarsi con cibi salutari. Se metti in pratica i miei consigli su esercizio fisico e alimentazione, sarai in grado di raggiungere e mantenere rapidamente un'ottima forma.

Quanti sensi sono coinvolti nell'attività sessuale?

Un esercizio sensoriale come il sesso è difficile trovarlo! Vedere e farsi guardare, toccare e farsi toccare, sentire e farsi ascoltare, gustare e farsi assaggiare, odorare e farsi annusare. Tutti i sensi sono coinvolti nelle loro innumerevoli sfaccettature. Lo stato di eccitazione può essere raggiunto con la stimolazione di uno solo dei 5 sensi. Gli uomini ad esempio sono più sensibili alla vista, una scollatura, una foto hard, una scena dal vivo, insomma un'immagine può provocare l'immediata eccitazione sessuale di un uomo.

Le donne sono di solito più sensibili al tatto e agli odori, si possono eccitare per una rabbrividente carezza sul collo o per la sottile fragranza di un profumo particolare del proprio uomo. Un determinato sapore può anch'esso essere legato al ricordo di un'esperienza passata e scatenare lo stesso stato di eccitazione vissuto in quel momento.

Una parola, una frase detta nel modo e nel momento giusto è in grado di scatenare l'eccitazione femminile o l'orgasmo, grazie all'udito. Insomma oltre al fatto che gli organi sessuali producono orgasmi grazie al tatto (sfregamento), ricordati che l'esperienza sessuale con orgasmo rappresenta un'estasi completa in tutti i sensi... e per tutti i sensi.

Come gli ormoni prevaricano sui sensi?

Gli ormoni sono storia recente, scoperti e isolati per la prima volta dalla medicina moderna nel 1924, grazie a Ernst Laqueur (Il testosterone fu identificato solo nel 1927).

Il nostro corpo è in grado di produrre, recepire e assorbire ormoni, anche se questa funzionalità non è catalogata come un senso, per me poco ci manca. Gli ormoni sono, infatti, un sistema di comunicazione semplice, immediato e di gran precisione che non lascia spazio a interpretazioni come per i 5 sensi.

Il nostro corpo è in grado di percepire immediatamente una secrezione ormonale e interpretarne la sua natura, senza errori. Tre dei principali ormoni conosciuti: testosterone prodotto dai testicoli ed estrogeni e progesterone prodotti dalle ovaie, rappresentano il linguaggio di comunicazione dei nostri istinti sessuali.

Quando ci sentiamo attratti sessualmente da una persona e non riusciamo a capirne il perché... "Cherchez l'ormone!"

Si tratta degli ormoni che questa persona sta producendo, che siamo in grado di recepire e interpretare senza, barriere fisiche, mentali o sociali. Se questo non è un sesto senso?!

Quanta energia produciamo e consumiamo durante il sesso?

L'energia sessuale non è stata ancora verificata e quantificata, a parte la contabilizzazione di ormoni e spermatozoi prodotti, non siamo ancora in grado di misurarla con strumenti scientifici. Il consumo di energia invece, lo calcoliamo con le calorie e sappiamo che per una prestazione sessuale ne consumiamo molte.

Uno studio Canadese ha rivelato che un bacio prolungato per 10 minuti permette di consumare 100 calorie, mentre un amplesso nella posizione del missionario fa consumare 250 calorie, se protratta per 30 minuti.

L'attività fisica sotto le lenzuola oltre a essere piacevole e appagante può anche rivelarsi benefica per il tono muscolare. La Sexercise è una disciplina che permette di fare esercizi fisici tramite le pratiche sessuali. Secondo gli addetti ai lavori è sempre necessario un equilibrio emotivo per praticarlo con un partner, non provarci quindi in palestra con sconosciuti/e.

L'energia tra maschio e femmina è diversa?

Differenze tra l'energia femminile e quella maschile ce ne sono, eccome! Improvvisa, rapida e incontinente quella maschile, decollante, intermittente e prolungata quella femminile. Le due modalità devono incontrarsi e trovare un equilibrio, per riuscirci bisogna capirsi, per capirsi bisogna studiare e praticare. I maschi non sanno che le donne giudicano i comportamenti maschili usando il metro di giudizio femminile, il problema è che nessuno spiega agli uomini come funzioni questo metodo, ignorarlo può costare caro.

C'è un libro molto simpatico a tal proposito: "Marte e Venere in camera da letto", di John Gray, l'autore di "Gli Uomini Vengono da Marte, le Donne da Venere".

Come provocare l'energia sessuale maschile?

L'eccitazione per un maschio è tutta un'altra storia. Hai probabilmente delle buone idee per stimolare l'energia sessuale di un uomo che le tue amiche, una rivista o tua madre ti hanno suggerito, vero? Adesso ti darò un metodo infallibile, perché ricordi? L'istinto sessuale risiede nel cervello rettile, (in questo caso erettile ;-), non ho resistito) che reagisce a stimoli basici, come sua natura.

Qui non stiamo parlando di seduzione mentale, bensì di arrapamento, quindi metti da parte la delicatezza femminile e lascia libero sfogo alla libido che c'è in te. Ricordati che rispetto a un uomo hai una figa, due tette e due chiappe... usale! Ognuna di queste tue parti del corpo ha un potere di seduzione esagerato... usalo! Una, due o tutte insieme.

Impara prima ad amare il tuo corpo e smetterla di paragonarti con le icone siliconate e fotoscioppate che gli fanno strabuzzare gli occhi sullo schermo o sulla carta stampata. Ricordati che quando siete in camera da letto, sei solo tu la sua donna, non ce ne sono altre, se è lì con te, è perché anche il tuo corpo gli piace, tocca a te farglielo amare da impazzire.

Accetta il tuo corpo così com'è! OK hai qualche kilo di troppo o in meno e vorresti cambiare le cose, tanto non lo farai adesso, adesso devi prenderlo così com'è, ama il tuo corpo e sfoggialo come se fosse il tuo vestito da matrimonio, devi esserne fiera e abbandonare ogni tipo di complesso. Solo quando sarai a tuo agio con il tuo corpo, potrai divertirti a usarlo per eccitarlo, perché se non sei a tuo agio, si percepisce e non va bene.

Allenati, mettiti nuda davanti allo specchio, guardati, osservati con la prospettiva che preferisci, mettiti in pose provocanti e nota l'effetto che fa su di te. Prendila sul ridere, il sesso è soprattutto divertimento, quindi se non hai il corpo di Scarlett Johansson, sei come le altre 4 miliardi di donne che non lo hanno (tra l'altro senza ritocchi, anche lei non ha sconfitto la cellulite). Quando sarai ben allenata e a tuo agio con il tuo corpo potrai cominciare a usarlo per eccitarlo. Devi prima capire che cosa preferisce.

Gli uomini sono taciturni e tendono spesso a nascondere le proprie orientazioni sessuali, magari lo ecciterebbe vederti vestita con un body di latex nero, ma non oserebbe mai dirtelo, oppure accompagnarti a fare shopping vestita in gonna senza mutandine, passare la serata a studiare insieme le categorie di youporn.

Diciamo che un uomo si eccita per molte cose, parlatene insieme, fate il gioco di cosa lo eccita di più, vedrai che stilerai in poco tempo una lunga lista da provare insieme.

4 I primi approcci con il sesso, l'educazione sessuale, varie ed eventuali

Sesso pre-congenito.

Fare sesso durante la gravidanza, cosa sente e cosa ricorda il feto? Fare l'amore durante la gravidanza fa bene ai genitori e al nascituro. In fin dei conti, si tratta del primo approccio di un essere umano con il sesso. Il feto sente e vive tutte le emozioni della madre. Quando fai l'amore in gravidanza, come madre trasferisci tutte le tue emozioni al nascituro, queste esperienze sono registrate nel suo inconscio per tutta la vita e contribuiscono a plasmarne il comportamento da adulto. Anche se nessuno di noi sarebbe in grado di ricordare le esperienze sessuali materne, mentre galleggiavamo nel confortevole liquido amniotico (tranne che in un particolare stato d'ipnosi), queste informazioni sono immagazzinate nella nostra mente.

Allora, quali informazioni vorresti trasmettere a tuo figlio? Frustrazione? Sofferenza? Tristezza? Noia? Niente? No! Un bell'orgasmo trasmette gioia, benessere, goduria, allegria, euforia, energia, fiducia e serenità. Fate l'amore in gravidanza! Ma che sia pieno di orgasmi! Il tuo uomo non se la sente? Non credi di essere abbastanza attraente a causa del pancione? Non sapete in che posizione farlo? Balle!!! Scommetto che sai benissimo come convincere il tuo uomo a far l'amore e fargli prendere gusto. Ho dedicato un capitolo alle posizioni ideali per la penetrazione e ce ne sono due che funzionano benissimo in questi casi. Una vita sessuale appagante in gravidanza, aiuterà tuo figlio a vivere a sua volta, una vita sessuale ricca e soddisfacente.

Il sesso fa parte della natura. Io vado d'accordo con la natura.
(Marilyn Monroe)

Il sesso e il peccato.

Se i cristiani non hanno mai avuto una vita facile con il sesso, la colpa è di Sant'Agostino.

Aurelio Agostino d'Ippona (Sant'Agostino) e...il sesso.
Filosofo, vescovo e teologo berbero, padre, dottore e santo della Chiesa cattolica, detto anche "Doctor Gratiae".
Dopo aver passato parte della sua vita a fornicare con una amante, dalla quale ebbe un figlio, Agostino decise all'improvviso che ciò era male. Non soltanto per lui! ma per l'intera umanità.

All'epoca c'erano quattro parole che significavano "amore":

- **amore**
- **philia**
- **agape**
- **eros**

Agape era l'amore per Dio. Eros, naturalmente, era l'amore retorico o sessuale. Dato che Agape era il genere di amore più importante, Agostino volle essere certo che nulla interferisse con esso. Sostanzialmente, questo significava che nel momento in cui sei al culmine della passione, sudato/a e completamente preso/a dall'atto sessuale, nella tua mente non c'è spazio per l'amore verso Dio, anche se magari in quel momento, come spesso capita, stai gridando il suo nome. Secondo Agostino, l'amore per un partner sessuale e l'amore per il Signore non possono coesistere nella stessa mente, allo stesso istante. La soluzione era semplice ma radicale: annullare il sesso. Questa è la ragione per cui il sesso è passato dall'essere un'esperienza naturalmente meravigliosa, a una diabolica e peccaminosa. Il sesso era secondo lui, l'unica occasione in cui, per un essere umano, era impossibile pregare o adorare Dio, perché esso "è una distrazione troppo potente". Era necessario introdurre delle clausole. Le "clausole" furono inserite nel matrimonio. Se eri sposato dalla Chiesa, avevi praticamente la licenza di fare sesso, a patto di NON godere (vade retro orgasmo!). Stavi soltanto facendo il tuo dovere per mantenere viva la fede: un male necessario, insomma. Soltanto tramite un matrimonio destinato a generare dei baby cristiani, l'atto sessuale poteva così trovare giustificazione. E' a questo punto che i rapporti prematrimoniali divennero tabù e qualunque pratica sessuale che comportasse contraccettivi, orgasmi o eiaculazioni, che non potevano generare bambini, fu considerata peccaminosa.

Come uomo di punta teologico del nuovo cristianesimo, la sua nozione di sesso e di matrimonio, insieme al nuovo Codice, divennero il fondamento dell'etica cristiana. #sapettelo, comunque, che NIENTE di questa teologia era rispecchiata nelle scritture. All'epoca (di contraddittorio neanche l'ombra), Agostino NON fece alcuno sforzo per giustificare la sua filosofia con riferimenti scritturali, ma essa divenne lo stesso canonica, perché la predicò in un'epoca in cui la Chiesa, si stava costituendo in un corpo legale e politico.

Brevemente: Agostino, dopo aver copulato alla grande (come racconta nel suo libro "Confessioni"), riscopre il cristianesimo. Nel 387 viene battezzato, abbandona l'amante e a Tagaste, fonda un monastero. Nel 396 diventa vescovo d'Ippona. Passa il resto della vita a predicare l'ascetismo, l'astinenza e un severo codice morale. Muore nel 430 per mano di vandali.

☐

Perché i giocattoli creano confusione sessuale.

Un Ken senza pene e una Barbie senza vagina sono tra i simboli più famosi tra le bambole con gli organi sessuali mancanti. "Te credo!" che le bambine si spaventano quando vedono per la prima volta il pisello in erezione del loro compagno di giochi: lo scambiano per una deformazione! All'età di 6 anni, mi capitò di sfogliare avidamente dei Playboy con foto di donne nude, con tanto di peluria e capezzoli. Non riuscendo a capacitarmi di come potessero fare errori così grossolani, chiesi spiegazioni ai miei genitori. La risposta fu: "E tu come fai a saperlo?". Ken e Barbie rimasero un mistero.

In un mondo dove passiamo più tempo a sfogliare le categorie di Youporn che ascoltare la messa influenzata da Sant'Agostino, qualcuno dovrebbe spiegarmi perché questa cultura debba protrarsi ai giorni nostri, quando dovrebbero coesistere liberazione sessuale e repressione sessuale religiosa e di regime. A mio parere bisognerebbe smetterla di fare dei Ken senza uccello, anzi sarebbe meglio farli con l'accessorio uccello nei suoi 5 stati (fortunatamente di questi, 4 sono per l'erezione) e dargli la possibilità di penetrare una Barbie con tanto di ano e vagina. E nei modelli più sofisticati che parlano, invece di ripetere delle stupide frasi in Inglese, potrebbero entrambi emettere degli urli di gioia e piacere.

Se questa rappresentazione ti scandalizza, significa che c'è un grosso problema nella nostra società: siamo stati educati a considerare il sesso come qualcosa di sporco, innaturale, immorale e vergognoso!

Non ti sembra assurdo? Non ti pare assurdo che una funzione umana che crea e genera gioia, piacere infinito, che rappresenta il più bel dono che si possa fare a un'altra persona, debba essere nascosta, criminalizzata e deturpata?

Possiamo insegnare tutto ai nostri figli ma non possiamo insegnarli come fare all'amore, come scopare!

Ma cosa c'è di scandaloso nel fare all'amore e avere degli orgasmi? Qualcuno me lo spieghiiiiii!

Chi dovrebbe fare educazione sessuale ai giovani?

Chi si occupa dell'educazione sessuale dei giovani dovrebbe solo ricordarsi che l'orgasmo fa parte dell'amplesso, ma non aspettarti che questi dettagli vengano spiegati da un medico, un sessuologo, un ginecologo o un educatore, li metteresti in imbarazzo.

Sono andato a studiarmi il programma di educazione sessuale nelle scuole, ecco i temi principali affrontati da un ginecologo e un'ostetrica:

* Anatomia e fisiologia (soprattutto ciclo mestruale)
* Contraccezione
* MST (Malattie Sessualmente Trasmissibili)
* Dibattito tra i ragazzi

Eccitante vero? Affrontano il sesso come una patologia!

E' come uno che va a comprarsi una Maserati e ti arriva il venditore per parlarti del costo eccessivo di un pieno di carburante, del cambio dell'olio, della pulizia dei sedili, dei kg. di CO_2 che produrrà, del problema della ruggine, del pericolo di furto, di tutti gli incidenti stradali nei quali questo modello è stato coinvolto. Senza mai fare cenno al fatto che guidare una Maserati, sarà una gran goduria! Seee… Sarebbe subito licenziato!

Niente goduria! Non ho mai visto un programma di educazione sessuale scolastico che affermi che scopare, pardon "copulare", sia un'attività meravigliosa, che fa bene al corpo, alla mente, ti mantiene in salute, ti rende più felice, ehm… a patto che ci siano gli orgasmi.

Se non ci fossero gli orgasmi, l'attività sessuale si ridurrebbe alla riproduzione e non alla ricerca del piacere. Ma si sa, nella scuola s'insegna il dovere e non il piacere.

Devi sapere che la categoria dei ginecologi comincia solo adesso ad accettare l'esistenza e le funzioni del punto G. Nonostante i fondi, i mezzi a disposizione, gli anni di studi e ricerche, non ci hanno ancora capito una figa (qui ci sta). Non è una sorpresa! Sono stati formati a occuparsi di patologie, cosa vuoi che ne sappiano di goduria e orgasmi.

Prova a immaginare l'educazione sessuale fatta da un maestro Tantra o del Tao del sesso, discipline che già 3 o 4.000 anni fa, descrivevano Punto G, orgasmi femminili e maschili nei minimi dettagli delle loro sfaccettature, posizioni, movimenti, respirazioni, ecc..

Ecco il punto: secondo me, l'educazione sessuale dovrebbe incoraggiare la pratica del sesso, ma solo del buon sesso!

Te la menano sul fatto che bisogna stare attenti, ma come fai a stare attento? se non sei capace?

Bisogna imparare e per imparare, bisogna far pratica!

Lasciamo che certe cazzate (anche qui ci sta) come la "verginità al matrimonio", rimangano dei concetti legati all'idiozia di un passato maschilista e talebano. La donna ha diritto quanto l'uomo a vivere liberamente la propria sessualità, cosa aspetta a prenderselo?

Lascio ad altri il compito di spiegare i segreti della procreazione, la responsabilità della genitorialità, la contraccezione, le malattie veneree, l'AIDS o altre patologie.

Qui ti spiegherò in modo chiaro e semplice come raggiungere orgasmi insieme al partner e con essi la gioia, la serenità e l'equilibrio che ti riempiono la vita.

Una vita orgasmica è certamente più felice di un'anorgasmica, perché privarsene quando è così semplice ottenerla?

5 Quale Quoso sei (Quodoushka)?

Il Tantra suddivide i caratteri sessuali in cinque tipologie ben definite, per uomini e per donne. Probabilmente a causa del suo nome Quodoushka, così difficile da pronunciare, questa suddivisione non ha avuto un gran successo di pubblico, siccome la trovo molto interessante, voglio darle una mano a conquistare popolarità affibbiandole un soprannome più facile e memorizzabile: **Quoso**.

Chiedo perdono ai puristi del Tantra per quest'atto sacrilego, ma lo faccio per il bene del Tantra, più è popolare e più sarà studiato e adottato.

Identifica il tuo e il suo Quoso.

La suddivisione del Quoso si basa sul presupposto che in ogni persona, la forma anatomica esterna dei genitali è correlata a un certo ritmo sessuale, a un modo preferito di eccitarsi e una certa forma di orgasmo. Questi tipi sono rappresentati dagli organi sessuali posti su una ruota con punti cardinali, come nelle seguenti illustrazioni.

Tipologie anatomiche femminili:

1. Donna danzante. Centro.
2. Donna cerva. Ovest.
3. Donna pecora. Sud.
4. Donna bufala. Est.
5. Donna lupa. Nord.

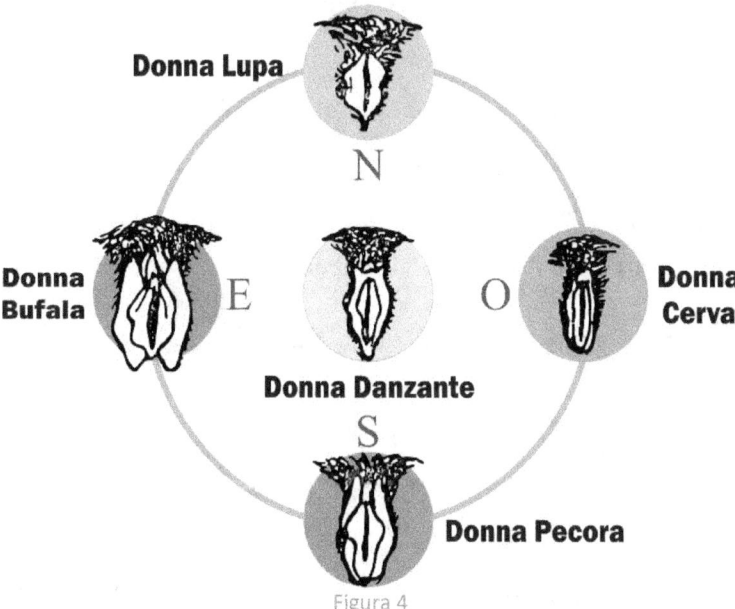

Le tipologie anatomiche femminili.

Figura 4

Vediamo ora in dettaglio quali sono le caratteristiche di ogni tipo di carattere sessuale Quoso.

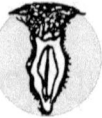

1. Donna Danzante. Centro.

Il 50/60% delle donne appartiene a questo tipo:
- *Distanza della clitoride dall'apertura vaginale:* 6/8 cm, quindi molto distante.

- *Cappuccio della clitoride:* corre sopra una clitoride piccola che esce molto velocemente.

- *Forma della vulva:* le piccole labbra sono strette.

- *Dimensione della vagina:* la profondità è media, l'apertura è di 2,5 cm.

- *Localizzazione della Giga:* è molto profondo nella cavità dietro l'osso pubblico.

- *Umidità della vagina:* varia molto a seconda dello stato sentimentale, generalmente abbastanza umida.

- *Temperatura della vagina:* è calda, ma anche molto variabile a seconda del ciclo mestruale e dei sentimenti.

- *Sapore:* neutro.

- *Tempo per raggiungere l'orgasmo:* da 20 a 40 minuti.

- *Modalità di eccitazione preferite:* è importante stimolare la clitoride, molto distante dalla vagina, con una pressione leggera, il sesso orale è molto piacevole con succhiate, movimenti laterali e piccoli schiocchi. Questo tipo di donna ama che la clitoride sia stimolata direttamente, ama muoversi quando fa l'amore, ama la frizione, considera piacevole il vibratore.

- *Posizioni nel coito preferite:* quelle in cui l'uomo può penetrare molto profondamente con simultanea stimolazione della clitoride da parte della donna, oppure ponendo un cuscino sotto l'osso sacro per modificarne l'angolo, in modo che l'uomo possa penetrare più in profondità.

- *Tipo di orgasmo:* combinato, tutti i modi sono possibili.

- *Tipi anatomici maschili preferiti:* il coyote, ma va bene anche l'uomo danzante, gli altri tipi sono evidentemente accettabili. La difficoltà della donna danzante è che la clitoride è molto lontana dall'ingresso della vagina e la Giga è molto indietro, ciò può portare a frustrazione perché spesso le donne danzanti non ricevono la stimolazione di cui hanno bisogno.

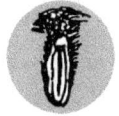

2. Donna Cerva. Ovest.

Il 5-6% delle donne appartiene a questo tipo:
- *Distanza della clitoride dall'apertura vaginale:* la clitoride è piccola e direttamente sopra l'ingresso vaginale, fa quasi parte della vagina.

- *Cappuccio della clitoride:* di solito la clitoride non è coperta e se lo è, guarda in avanti.

- *Forma della vulva:* le labbra sono molto piccole e sottili.

- *Dimensione della vagina:* è molto profonda 17/20 cm, l'ingresso è stretto, da due a due cm e mezzo.

- *Posizione della Giga:* vicino all'ingresso, a 4/5 cm di profondità, è facilmente raggiungibile.

- *Umidità della vagina:* asciutta.

- *Temperatura della vagina:* calda.

- *Sapore:* dal dolce all'acerbo acido.

- *Tempo per raggiungere l'orgasmo:* di solito da due a cinque minuti dopo i preliminari.

- *Modalità di eccitazione preferite:* non ama molto il preludio lungo nel sesso orale, la stimolazione diretta della clitoride può essere dolorosa, perciò bisogna essere molto delicati. La clitoride può essere stimolata in modo indiretto premendovi sopra le labbra o coprendola. Siccome la clitoride è molto vicina alla vagina, spesso basta la penetrazione. Questo tipo di donna ama la penetrazione a colpi duri e veloci.

- *Posizioni del coito preferite:* tutte le posizioni, ma specialmente quelle con le gambe allargate in su e indietro.

- *Tipo di orgasmo:* esplosivo, orgasmi numerosi, principalmente clitoridei.

- *Tipi anatomici maschili preferiti:* tutti, specialmente il cervo e il cavallo, ha più difficoltà col coyote perché di dimensioni più contenute.

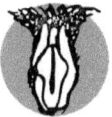

3. Donna Pecora. Sud.

Il 15% delle donne appartiene questo tipo.

● *Distanza della clitoride dall'apertura vaginale:* 3/5 centimetri.

● *Cappuccio della clitoride:* lungo, grande, liscio a forma di tunnel con la clitoride molto arretrata e nascosta.

● *Forma della vulva:* le piccole labbra sono di norma sottili, ma più forti e grandi della donna cervo

● *Dimensioni della vagina:* profonda da 12 a 17 cm, l'ingresso è largo 3-3,5 cm, la Giga si trova piuttosto in profondità.

● *Umidità della vagina:* molto umida e molto calda.

● *Temperatura della vagina:* è piuttosto bassa, fresca.

● *Sapore:* dolce.

● *Tempo per raggiungere l'orgasmo:* da 15 a 30 minuti.

● *Modalità di eccitazione preferite:* ama molto i preliminari e la stimolazione orale, il succhio energico e le pressioni laterali sulla clitoride, lo sfregamento degli ossi pubici durante la penetrazione..

● *Posizioni del coito preferite:* le piace stare sopra, posizioni da dietro (pecorina), con la schiena curva, posizione della forbice.

- *Tipo di orgasmo:* molto emozionale, ha bisogno di un forte rapporto col cuore. Di solito ha un tipo di orgasmo intenso e profondo che inizia dalla Giga e va in ondate dall'interno verso l'esterno, fino ad esplodere nella clitoride.

  - *Tipi anatomici maschili preferiti:* l'uomo coyote che ama per i suoi movimenti macinanti.

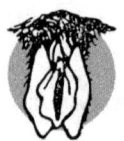

4. Donna Bufala. Est.

Il 15% delle donne appartiene questo tipo.
- *Distanza della clitoride dall'apertura vaginale:* 3/5 centimetri.

- *Cappuccio della clitoride:* ha un cappuccio simile a una tenda con molte pieghe e rughe.

- *Forma della vulva:* le piccole labbra sono molto grosse, rugose e sporgenti.

- *Dimensioni della vagina:* è poco profonda, da 7,5 a 10 cm, ingresso molto grande, con diametro da cinque a 7 cm.

- *Umidità della vagina:* molto umida.

- *Temperatura della vagina:* è piuttosto bassa, fresca.

- *Sapore:* salato.

- *Tempo per raggiungere l'orgasmo:* da 15 a 20 minuti.

• *Modalità di eccitazione preferite:* un preludio lungo, il cappuccio della clitoride viene tirato indietro, si succhia direttamente la clitoride o il cappuccio. Ama il sesso orale, durante la penetrazione ama un ritmo lento ma continuo e la frizione degli ossi pubici, ama molto la stimolazione con le mani, adora stare a letto a lungo.

• *Posizioni del coito preferite:* i cucchiai, con le gambe strette insieme, non ama alzare le gambe, perché questo porterebbe a una penetrazione profonda e dolorosa per la vagina che è poco profonda.

• *Tipo di orgasmo:* soprattutto da Giga, può arrivare a più orgasmi, inclusi i Full Body.

• *Tipi anatomici maschili preferiti:* l'uomo orso che è abbastanza grosso, per avere sufficiente stimolo.

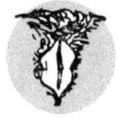

5. Donna Lupa. Nord.

Il 10% delle donne appartiene a questo tipo.

• *Distanza della clitoride dall'apertura vaginale:* da 2 a 4 cm.

• *Cappuccio della clitoride:* la clitoride è leggermente coperta.

• *Forma della vulva:* le piccole labbra sono lunghe, sottili e sporgenti come le ali di una farfalla.

• *Dimensione della vagina:* è mediamente poco profonda, da 10/12 cm e mezzo, l'apertura va dalle 2,8 e 3,2 cm.

- *Posizione della Giga:* in profondità e indietro, con la stimolazione spesso si provoca la sensazione di pressione della vescica, a volte si riscontra un prolasso dell'utero.

- *Umidità della vagina:* umida.

- *Temperatura della vagina:* calda.

- *Sapore:* dolce.

- *Tempo per raggiungere all'orgasmo:* da 20 a 30 minuti, ama fare versi e suoni.

- *Modalità di eccitazione preferite:* copula volentieri durante il ciclo lunare (mestruazione), preferisce provare nuove cose, è molto attiva nella sfera sessuale, ama stimolazioni orali e clitoridee forti quando è eccitata. Durante il coito preferisce dei movimenti lenti ma forti, un ritmo continuo con alcuni colpi forti e veloci durante l'orgasmo, usa molto la fantasia.

- *Posizioni del coito preferite:* le ama tutte, tranne quelle con le gambe contro il petto perché la vagina non è molto profonda.

- *Tipo di orgasmo:* dall'esplosivo all'improvviso, inizia con uno o più piccoli orgasmi da clitoride e poi va verso la Giga.

- *Tipi anatomici maschili preferiti:* ama l'uomo danzante e l'uomo cervo, ha problemi con l'uomo cavallo che è dotato di un pene troppo grosso.

Il sesso è la cosa più divertente che si possa fare senza ridere.
(Woody Allen)

Le tipologie anatomiche maschili.

1. Uomo Danzante. Centro.
2. Uomo Orso. Est.
3. Uomo Coyote. Sud.
4. Uomo Cervo. Ovest.
5. Uomo Cavallo. Nord.

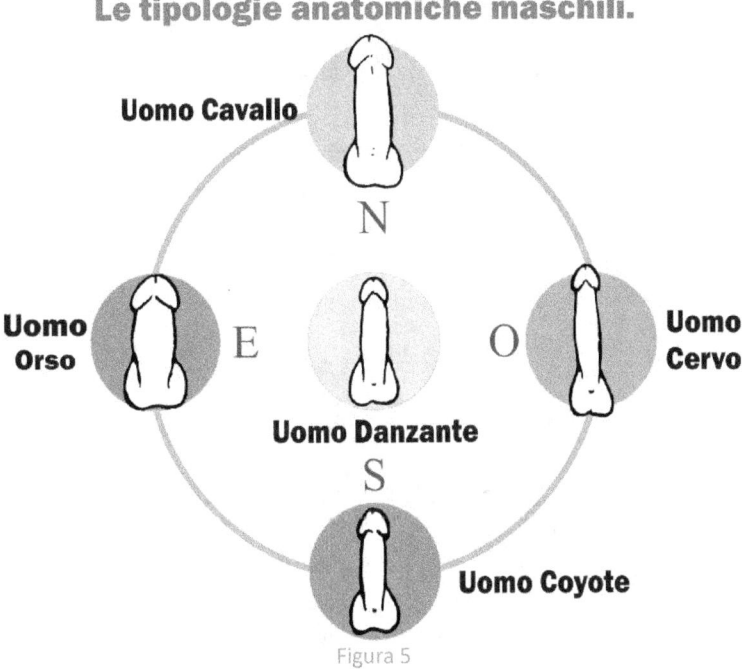

Figura 5

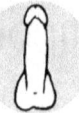

1. Uomo Danzante. Centro.

• *Lunghezza del pene:* un'erezione piena, due mani per traverso (usando le proprie mani), la lunghezza è relativa al corpo.

• *Diametro del pene:* la punta dell'indice tocca la giuntura del pollice.

• *Eiaculazione:* da quattro a otto scariche.

• *Temperatura del pene:* mediamente caldo.

• *Ritmo:* veloce tra una scarica e l'altra.

• *Sapore dello sperma:* salato (anche se tutto dipende dall'alimentazione durante la giornata).

• *Consistenza dello sperma:* cremosa.

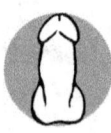

2. Uomo orso. Est.

• *Lunghezza del pene:* con erezione piena, da una a due mani.

• *Diametro del pene:* molto grosso (anello tra pollice e indice) e grosso glande.

• *Eiaculazione:* da una a due scariche, con pause.

• *Ritmo:* lento.

- *Temperatura del pene:* fresca.

- *Sapore dello sperma:* da agrodolce a piccante.

- *Consistenza dello sperma:* denso, bianco come il miele.

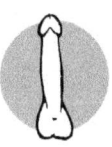

3. Uomo cervo. Ovest.

- *Lunghezza del pene:* con erezione piena, due mani per traverso, più il glande.

- *Diametro del pene:* più sottile dell'uomo danzante.

- *Eiaculazione:* da tre a sei scariche, i testicoli tendono molto in basso.

- *Ritmo da una scarica l'altra:* veloce.

- *Temperatura del pene:* caldo.

- *Sapore dello sperma:* leggermente piccante e piuttosto salato.

- *Consistenza dello sperma:* lattiginosa.

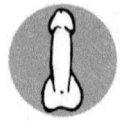

4. Uomo coyote. Sud.

- *Lunghezza del pene:* con erezione piena, una mano per traverso, più il glande.

- *Diametro del pene:* come il cervo e più sottile.

- *Eiaculazione:* da 6 a 12 scariche.

- *Ritmo:* tra una scarica l'altra molto veloce.

- *Temperatura del pene:* caldo.

- *Sapore dello sperma:* dolce.

- *Consistenza dello sperma:* acquosa.

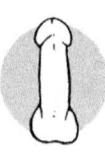

5. Uomo cavallo. Nord.

- *Lunghezza del pene:* due mani più il glande.

- *Diametro del pene:* come l'orso, molto grosso (anello tra pollice e indice).

- *Eiaculazione:* da 8 a 10 scariche.

- *Ritmo:* piuttosto lento.

- *Temperatura del pene:* calda.

- *Sapore dello sperma:* mediamente dolce, talora salato.

- *Consistenza dello sperma:* mediamente densa, lattiginosa, liquido abbondante.

Piccoli segreti: *C'è un'altra opera molto simpatica che ti permette di capire ancor meglio il tuo o la tua partner: il Codice Umano del Dr. Nader Butto. Il brillante Nader ha passato anni a studiare le caratteristiche psico-somatiche degli esseri umani ed è riuscito a codificarne le caratteristiche. Si tratta di uno studio approfondito delle Costituzioni e dei Temperamenti, che contiene nuove tabelle pratiche, di facile consultazione, per comprendere le compatibilità affettive e sessuali, e per scoprire le affinità nei rapporti sociali, nel lavoro e in famiglia.*

Dimensioni del pene: tra mito e realtà.

Un recente studio del King's College di Londra ha decretato quali sarebbero le giuste misure del pene maschile:
9 centimetri a riposo.
13 centimetri in erezione.

Gli studi Italiani indicano come 15 (e figurati se lo abbiamo più corto dei Britannici), i centimetri della media dell'Italico pene eretto. Non cadiamo nel tranello delle media: 15 cm di media significa che pochissimi lo hanno di questa misura. Ce ne saranno da 12 e da 20, da 13 e da 18. La media ha solo un macro significato, che quando penetri la tua donna o ti fai penetrare dal tuo uomo, non ha alcun valore.

Sta di fatto che la profondità media della vagina è di 14 cm e può raddoppiare in stato di eccitazione, anche qui vale lo stesso discorso della media.

La notizia e questa: Non è necessaria una penetrazione profonda per provocare un meraviglioso orgasmo. La clitoride si trova all'esterno e il punto G (Giga) a una profondità inferiore ai 9 cm, sono sicuro che il 99% dei maschi sarà in grado di stimolarla con la punta del pene.

Se sei preoccupato e soffri di complesso del pene piccolo, ti tranquillizzo subito, seguendo i consigli e le tecniche Rosso Tigre sarai in grado di far avere orgasmi alla tua donna…sempre!

Bill Clinton ha mentito! Un uomo può dimenticare dove ha parcheggiato la macchina o l'indirizzo di casa, ma non potrà mai dimenticarsi di un pompino.
(Barbara Bush)

6 Orgasmi femminili

Il potere della mente.

La mente è uno strumento potente, non ha limiti se impari a trarne vantaggio con esperienze sia fisiche che celebrali. Tu e il tuo partner dovete allenarvi a lasciarvi andare e manifestare le vostre fantasie. Un orgasmo Full Body può seguire uno qualsiasi degli altri o una loro combinazione. Durante un orgasmo Full Body, sia uomini che donne, possono sentire dalle scariche attraversare tutto il corpo che di solito, causano spasmi, urla, gemiti, mormorii, ansimate, apnee e possono tutte essere il risultato dell'orgasmo.

Alcune possono sentire un'iper sensibilità che rende talmente intensa ogni stimolazione agli organi sessuali, da risultare disagevole o addirittura dolorosa. Rossore sulla pelle, brividi ed eiaculazione femminile (squirting) sono altri segni inconfondibili dell'orgasmo. L'orgasmo è semplicemente un'emozione di piacere, non deve per forza corrispondere a un'eiaculazione maschile o femminile, l'eiaculazione invece, è sempre il risultato di un orgasmo.

Otto tipi di orgasmo femminile.

Se due donne parlano di una vacanza invernale:

"Sei andata a sciare?"
"Si?"
"Dove?"
"C'era neve?"
"Ha fatto bello?"
"Sci o snowboard?"

Insomma, c'è modo e modo di sciare.
Se due donne si chiedono "Hai avuto un orgasmo?", se è si...
È finita li.

Eppure gli orgasmi sono tanto diversi tra loro, ogni donna lo vive a modo suo, è difficile concentrare il tutto in soli otto tipi (alcuni parlano di undici, ma non avendo ancora molta esperienza con gli altri tre, preferisco evitare di parlarne qui).

- Alcune donne sentono in calore diffuso, altre provano onde leggere e vibranti che risalgono dai genitali.

- Alcune provano una sensazione di scioglimento, come una colata di miele che attraversa dolcemente il corpo, altre lo sentono come una fiammata che esce dalla tensione dei muscoli delle gambe e della pancia.

- Alcune lo percepiscono solo nei genitali, altre in un'ampia parte del corpo.

- Per alcune è l'obiettivo e il senso di tutto l'atto sessuale, altre lo vedono come la sua conclusione.

- Per alcune l'intensità è abbastanza costante, per altre l'intensità varia moltissimo, secondo il grado di apertura effettiva e mentale nei riguardi del partner.

- C'è chi lo vive come un'esplosione accompagnata da urla, lacrime e forti movimenti, e c'è chi lo vive invece come una scivolata silenziosa in uno spazio interiore, pieno di pace.

- Alcune parlano di distorsione delle percezioni spaziali e temporali, per altre è un profondo rilassamento di tutta la muscolatura.

Conosci quello sguardo che ha una donna quando vuole far sesso?
Nemmeno io.
(Steve Martin)
N.d.A.: Con i consigli di Rosso Tigre, lo vedrai ☺

I magnifici 8:

1. **Clitorideo**

2. **Vaginale**

3. **Punto G o Giga**

4. **Anale**

5. **Mentale**

6. **Combinato**

7. **Multiplo**

8. **Full Body.**

Cinque degli otto orgasmi avvengono con la stimolazione di precise parti del corpo: clitoride, vagina, punto G (Giga) e mente.

Certo! Sia uomini che donne sono in grado di provare orgasmi a tutti i livelli, eiaculazione inclusa, con la sola stimolazione della mente.

1. Orgasmo clitorideo

La tipologia delle terminazioni nervose sulla clitoride sono simili a quelle del glande, ma mentre l'uomo ne conta 4.000, la donna raggiunge le 8.000 in una superfice molto più piccola. Immagina tutte queste terminazioni nervose concentrate in uno spazio così minuscolo, una bomba biologica!

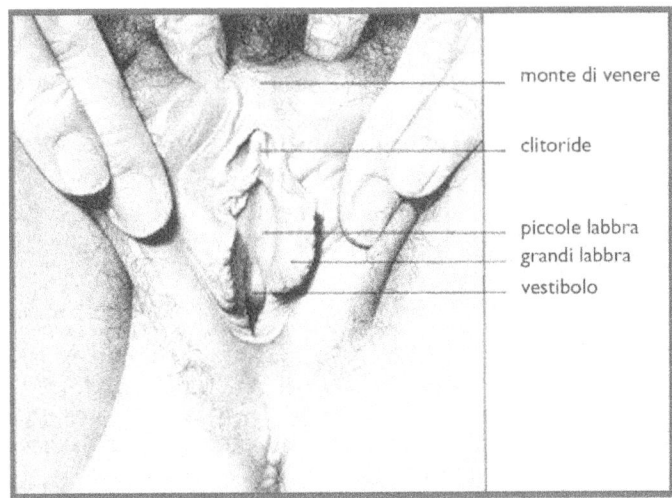

monte di venere

clitoride

piccole labbra
grandi labbra
vestibolo

Figura 6

Tanti uomini non sanno nemmeno individuarla, figurati se sanno come stimolare la clitoride. Un metodo facile che permette a un uomo d'individuare la clitoride è di tendere una mano a coppa, appoggiarla sulla vagina con le dita verso il basso e risalire dolcemente toccando le grandi labbra con il dito medio. Mentre fai scivolare il dito verso l'alto, cerca di sentire una piccola separazione della pelle chiamata "cappuccio", si tratta di una sottile striscia di pelle che protegge la clitoride, un po' come quella che protegge il glande, ma in scala 1:30.

N.d.A.: *Come descritto nel capitolo Quale Quoso sei?, alcune donne non hanno un cappuccio che copre la clitoride, è perfettamente normale, solo più raro. Questo metodo per individuarlo funziona anche in questo caso.*

Quando una donna è sessualmente eccitata, la clitoride è irrorata di sangue, si gonfia e s'irrigidisce in un'erezione. Durante l'orgasmo, la clitoride provoca anche sensazioni diverse che vanno dalle pulsazioni al pizzicore. Ci sono diversi modi per stimolare la clitoride, può diventare talmente sensibile da causare malessere o stimolo di urinare. Poiché ogni donna è diversa, non ti resta che provare e trovare quello che funziona meglio con la clitoride della tua partner.

La clitoride può essere stimolata con le dita velocemente, lentamente, delicatamente, con forza, con movimenti "alto verso il basso" o "destra-sinistra", circolari o combinando le varie traiettorie. Oltre alle dita puoi usare bocca, lingua, pene, palmo della mano, vibratori, piume, insomma qualsiasi cosa possa farle provare delle piacevoli sensazioni. Quando si raggiunge il picco della stimolazione, diventa sensibile al minimo tocco. A volte è sufficiente una pressione statica e leggera, alcune donne preferiscono ricevere delle carezze costanti, altre ancora preferiscono la ripetizione della stessa stimolazione, al contrario di altre che preferiscono variare.

La comunicazione permette d'individuare quali sono le preferenze. Ricordati che se il tuo uomo ha avuto delle esperienze sessuali con altre donne, tenderà a rifare le cose che hanno avuto successo prima, ma non sa che ci sono poche probabilità che piacciano anche a te. Difficile che sappia queste cose, pochi uomini s'informano con fonti diverse dai film porno, quindi c'è da lavorare!

Consiglio alla donna di parlare durante il rapporto, indicando quali stimolazioni preferisce e quali invece vuole evitare. Si possono usare diverse tecniche per la stimolazione orale della clitoride: succhiata dolcemente o aggressiva, sfiorata con la punta della lingua o leccata con forza, mordicchiata o baciata. Invito gli uomini a provare diversi approcci e osservare quali sono i più apprezzati. Se in dubbio chiedere sempre conferma, parlare aiuta a capirsi. Gli orgasmi clitoridei possono essere d'intensità e durata variabili, dal mini orgasmo di un secondo, ai gemiti incontrollati multi orgasmici di tutta una notte.

Durante l'orgasmo, alcune donne possono eiaculare fluido caldo, trasparente o biancastro dall'uretra e potrebbe essere imbarazzante. Ma noooo!

Come già spiegato, l'eiaculazione femminile è un fenomeno

naturale quanto quello maschile! Il fluido spruzzato all'esterno o all'interno della vagina è simile all'acqua, non è assolutamente urina, di solito non lascia macchie ne odori una volta asciugato. Non c'è nessuna ragione per sentirsi in imbarazzo per questo evento, anzi sarebbe piuttosto da festeggiare per la gioia della coppia e... continuare così.

Un uomo non deve mai e poi mai, fare commenti negativi sull'eiaculazione della sua donna! Potrebbero causare complessi e bloccaggi psicologici permanenti.

2. Orgasmo vaginale

La cavità vaginale diventa molto sensibile solo se è in stato di eccitazione. Grazie anche al Punto G e alla clitoride, le sue pareti interne si riempiono di sangue, rendendola ricettiva a diversi tipi di stimolazione. Siccome la clitoride si trova così vicina alla cavità vaginale, è facile che venga stimolata dalle pelvi del partner durante la penetrazione, con movimenti di pressione e strusciamento. Un orgasmo vaginale può essere il risultato di una stimolazione combinata di clitoride e Punto G e può variare da una leggera sensazione pelvica a un potente orgasmo Full Body.

3. Orgasmo da Punto G (Giga) ed eiaculazione femminile

La medicina moderna è divertente, come Cristoforo Colombo, a volte si appropria il diritto di scoperte fatte da altri, secoli, se non millenni prima, lo stesso vale per il Punto G. Il Dr. Ernst Grafenberg durante le sue scientifiche esplorazioni vaginali, non fu certo il primo a individuarlo, ma fu il primo a formalizzarlo e rendere pubblica questa scoperta per farla accettare, prima con riluttanza, agli increduli colleghi e poi, con grande soddisfazione da tutte le donne ;-).

A causa di un cognome teutonico difficile da memorizzare, è diventato famoso con l'iniziale G. Così di colpo negli anni '80, grazie a un medico, nacque il Punto G e l'eiaculazione femminile! Dovremmo tutti essere grati a questo mitico Dr. G!

Personalmente trovo che Punto G sia un nome troppo tecnico e poco sensuale, quindi da adesso in poi lo chiamerò:

la Giga! (con la G maiuscola).

La Giga è un'area di tessuto che si trova nella cavità uretrale. L'uretra è il condotto dell'urina e la Giga è localizzata nella parete superiore della vagina La spugna uretrale, è composta da un tessuto spugnoso erettile che si gonfia in stato d'eccitazione, può essere individuato nella vagina grazie al suo rigonfiamento. E' la spugna uretrale che emette il liquido eiaculatorio.

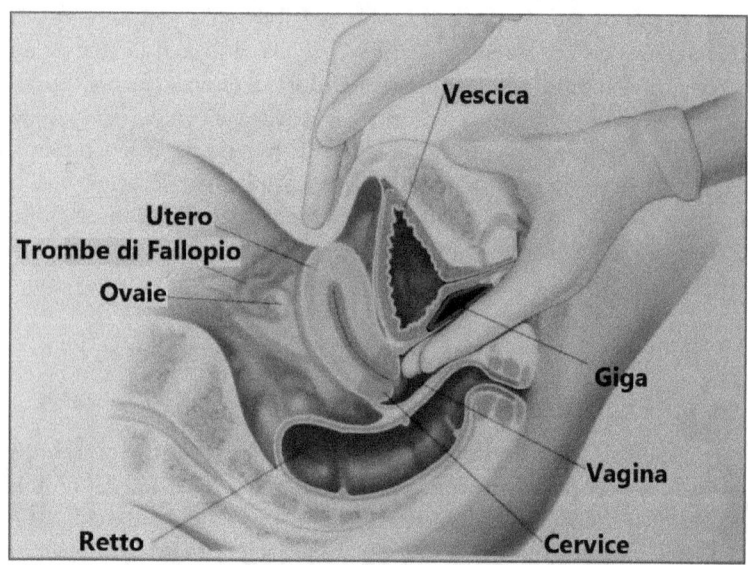

Figura 7

Segni esterni della Giga si possono notare intorno al canale dell'uretra quando i tessuti si gonfiano. E' situata dai 3 ai 7 cm di distanza dalle piccole labbra, sulla parete superiore all'interno della vagina. La sua dimensione in erezione varia, dalla punta di un polpastrello di dito medio adulto, al chicco di caffè. Come per il pene, le Giga hanno diverse varianti, ma tutte possono funzionare perfettamente.

Si può sentire facilmente con il contatto di due dita che tastano le pareti superiori della vagina. Quando si stimola per le prime volte la Giga, la donna senta la sensazione di dover urinare.

Keep calm... It's the Giga!

Rilassati, a meno di una patologia sconosciuta, non vi è alcuna possibilità che tu possa urinare in quel momento! Lasciati andare e sii felice. La tua Giga funziona alla perfezione e (se non ti è ancora successo), stai per avere il tuo primo orgasmo da paura: quello con l'eiaculazione. A volte sprizza come per un uomo, a volte cola nella vagina, ognuna ha il suo modo che può anche evolvere nel tempo, con la pratica.

Come trovare e stimolare la Giga con le dita.

Come già detto, ogni donna è diversa e reagisce diversamente alla stimolazione della Giga. Il metodo Rosso Tigre prevede 6 tipi di stimolazione che possono essere combinati in tantissime varianti che permettono a ogni donna di raggiungere l'orgasmo da Giga.

Ricorda però che non si tratta solo di stimolazioni meccaniche, la testa gioca il suo ruolo ed è importante. Certe donne trovano difficile varcare il confine della voglia di urinare e si trattengono, bloccando tutto! Altre invece schizzano nell'estasi non appena le sfiori. Avere un orgasmo anche piccolo prima, aiuta a superare la soglia della voglia di urinare.

Nota Bene: Se lo fate per la prima volta, bisogna obbligatoriamente iniziare prima con il massaggio del risveglio sensuale, in seguito dovrebbe avere diversi orgasmi da clitoride, prima di cominciare la stimolazione della Giga.

Il partner dopo aver lubrificato bene le dita e la vagina con un olio da massaggio intimo o olio di cocco extra-vergine bio (chiedi in un'erboristeria), si mette in ginocchio alla sua sinistra, alla sua destra se mancino, in modo da poterle infilare comodamente le dita nella vagina.

Se dopo 30 minuti non succede niente, ricomincia con il massaggio, mi sa che prima lo hai toppato.

Il sesso è sempre basato sulle emozioni. Il buon sesso è fatto di emozioni libere, il cattivo sesso è fatto di emozioni bloccate.

(Deepak Chopra)

STIMOLARE LA GIGA CON LE DITA PER FARLE RAGGIUNGE L'ORGASMO.

La posizione per stimolare la Giga con le dita.

Nelle stimolazioni della Giga con le dita, la donna deve essere sdraiata sulla schiena, con un cuscino sotto la testa, gambe divaricate con le ginocchia alzate e i piedi ben appoggiati, come da illustrazione. Questa posizione permette di cambiare l'angolazione della spugna uretrale (punto in cui si trova la Giga), in modo da poter essere stimolata meglio con il tocco delle dita verso l'alto.

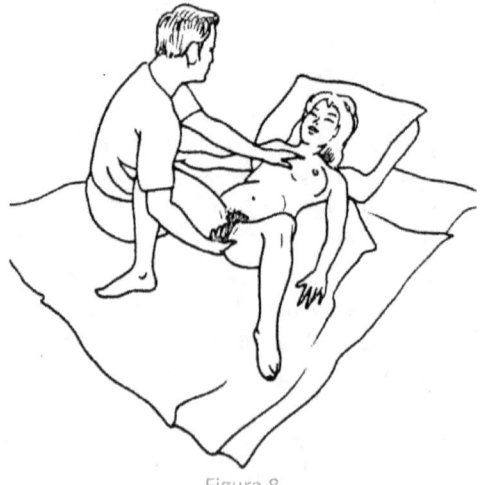

Figura 8

Vediamo in dettaglio le 6 posizioni delle mani e i movimenti da fare.

Mi raccomando: mani pulitissime e unghie cortissime!

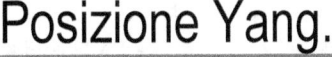

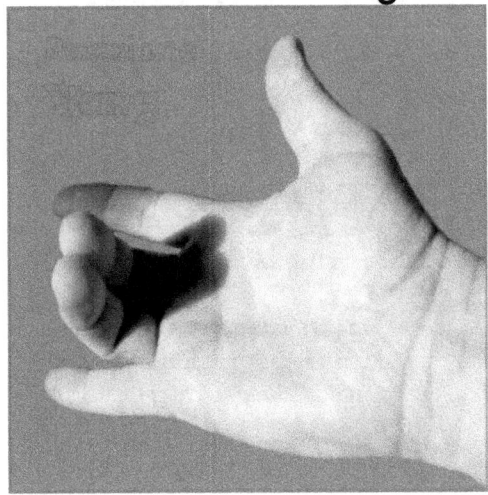

Figura 9

Come nella foto, la mano punta verso il basso, mentre medio e anulare sono ripiegate verso l'alto.

Quando la tua donna è in stato di eccitazione, penetra dolcemente e lentamente la vagina, assicurandoti di aver ben lubrificato con dell'olio da massaggio intimo o di cocco.

Non forzare mai, adeguati alle sue reazioni. Puoi anche ruotare leggermente la mano sovrapponendo le dita. Comincia ad andare su e giù, sempre dolcemente e lentamente. Quando vai verso l'alto, tocchi direttamente la Giga con i polpastrelli e quando vai verso il basso, il fondo pelvico.

Dopo aver ripetuto il movimento varie volte, puoi cominciare ad aumentare la velocità. Non aver fretta! Alcune donne hanno bisogno di più tempo per riscaldarsi, di solito puoi cominciare ad accelerare dopo cinque o dieci movimenti. Se vedi che reagisce bene all'aumento della velocità continua, variandola in base alle sue reazioni. Chiedile di guidarti per farti capire quali sono i movimenti che più la fanno godere.

Questa stimolazione provocherà l'eiaculazione interna o esterna a spruzzo, chiamata anche Squirting. Quando è esterna, è molto simile a quella maschile con fiotti ritmati, quando è interna, si vedrà colare lentamente dalle piccole labbra.

Dopo avere eiaculato, la sua vagina si chiuderà espellendoti le dita. Non provare a ripenetrarla con le dita dopo questa espulsione, lasciala riposare e godersi questo momento per qualche minuto. Quando sarà di nuovo pronta, diciamo 1 o 3 minuti, ricominciate per tutto il tempo che volete.

Nota Bene: *L'eiaculazione può essere più o meno abbondante, in ogni caso vi sarà una perdita di liquidi, consiglio alla donna di bere molta acqua prima di cominciare e anche durante le stimolazioni.*

La lubrificazione è molto importante: usate molto olio, sia sulle dita che all'interno della vagina. La lubrificazione evita possibili irritazioni dei delicati tessuti delle pareti vaginali.

Posizione Yin.

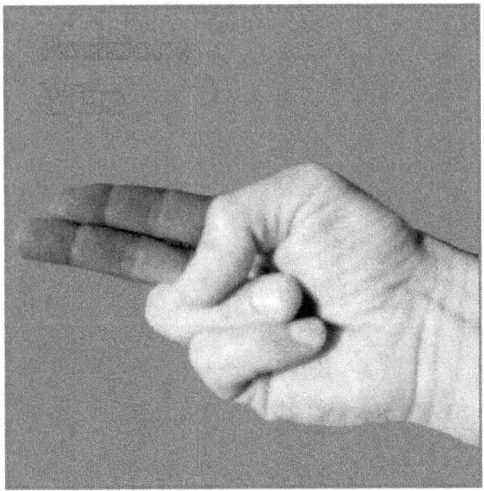

Figura 10

Dopo la Yang, questa è di solito la seconda posizione che si prova.

Fai il pugno e poi distendi indice e medio come nella foto. Anche qui puoi ruotare leggermente la mano mentre la penetri, tenendo le dita sovrapposte. Penetrala con il palmo rivolto verso l'alto, in modo da accarezzarle la Giga con i polpastrelli, spingendo verso l'alto per sentire l'osso pubblico. Mi raccomando, inizia sempre dolcemente e lentamente. Comincia a fare dei movimenti circolari e poi dei movimenti a forma di otto, accarezzandole la Giga. La Giga reagirà gonfiandosi e ne sentirai la protuberanza con i polpastrelli.

Rilassatevi: il rilassamento le farà scivolare via le tensioni che impediscono di raggiungere l'orgasmo. Non abbiate fretta, prendetevi tutto il tempo che volete.

Dopo aver fatto dei movimenti circolari e a forma di otto, puoi cominciare a stimolarla dall'interno verso l'esterno, piegando dita ritmicamente, come quando si vuole chiamare qualcuno.

Penetrala più profondamente che puoi e comincia a piegare le dita verso di te ritmicamente. Incoraggiala a respirare profondamente con la pancia e ancor meglio, ansimare di piacere.

Respirazione e ansimi amplificano il flusso di endorfine e di ossigeno nel corpo, preparandolo a potenti orgasmi.

Prendetela come un Tango, guidala nei movimenti ed evita di farle delle sorprese che potrebbero bloccare la vostra danza.

Posizione Yin Rovesciato.

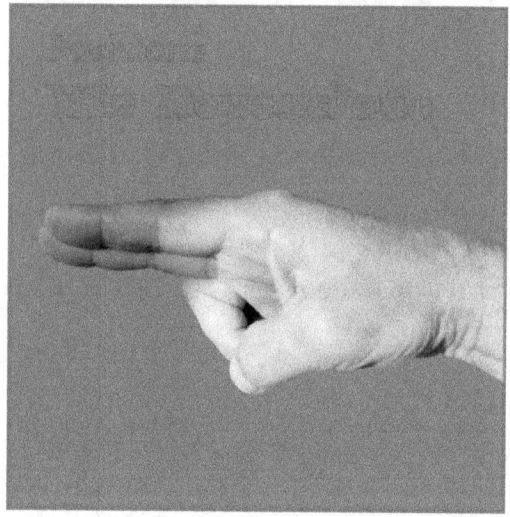

Figura 11

La posizione della mano è la stessa dello Yin, solo che adesso, il palmo della mano è rivolto verso il basso.

Con questo movimento, le stimoli la parte inferiore del canale vaginale. Penetrarla profondamente e comincia ad accarezzarle il fondo della vagina facendo dei movimenti circolari e a forma di otto. Se non ha mai provato questo tipo di stimolazione è possibile che scopra nuove sensazioni. Anche qui non abbiate fretta e scopritele insieme.

Dopo aver fatto i movimenti circolari e forma di otto, puoi cominciare a picchiettare ritmicamente la parte inferiore del canale vaginale con la punta delle dita. In questo modo stimoli le stesse terminazioni nervose che sono stimolate durante la penetrazione anale.

Se non ne avete mai fatte prima, le permetterà di capire la connessione tra le due aree e cosa potrebbe provare con una penetrazione anale.

Posizione 3 dita rolling.

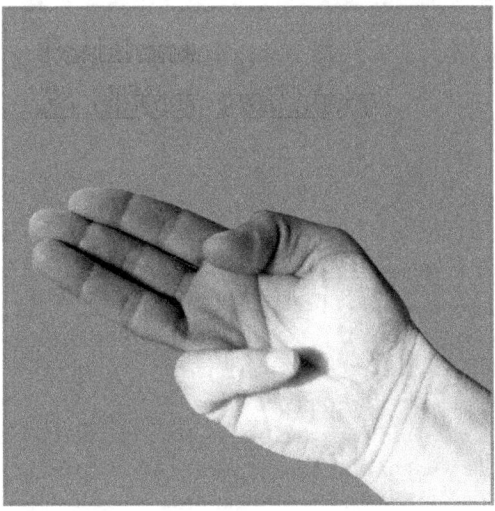

Figura 12

Estendi indice, medio e anulare, mentre pollice e mignolo rimangono ripiegati verso l'interno, come da foto. L'obiettivo di questa stimolazione non è di provocare un orgasmo bensì di tonificare un'area più estesa intorno alla Giga. Come in un massaggio, a volte ci si concentra su una zona specifica e poi si estende il massaggio tutto intorno, in modo da aumentare il flusso sanguigno e rendere più reattivi i tessuti.

Penetra la vagina con le tre dita e accarezza tutte le sue pareti con dei movimenti rotatori. Questa stimolazione va fatta come una variante tra un orgasmo e l'altro per mantenere un alto livello di reattività dei tessuti genitali.

Mano a coppa.

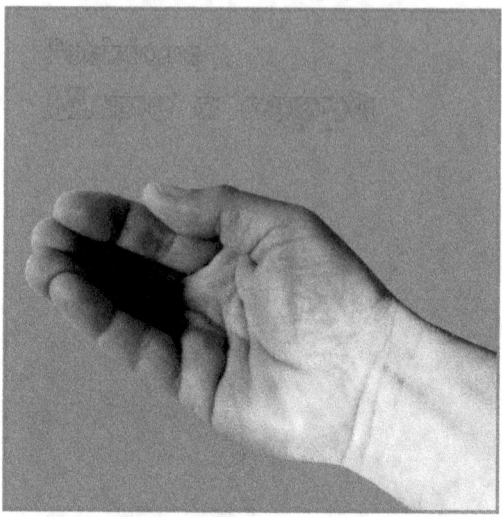

Figura 13

Socchiudi la mano come se dovessi trattenerci dell'acqua, come nella foto e mantienila in questa posizione.

Quando metti le mani a coppa, è perché vuoi che solo il palmo, la punta delle dita e i bordi della mano tocchino il suo corpo, lasciando uno spazio vuoto al centro.

Con la mano in questa posizione picchietta ritmicamente l'esterno della vagina, deve essere un movimento ritmato e deciso, però non deve assolutamente far male. Questa stimolazione aumenta il flusso sanguigno alla vagina, facendo sì che gli orgasmi siano più intensi.

E non solo! Praticando i metodi Rosso Tigre, vedrai che poi riuscirai a farla venire solo con il picchettamento della mano a coppa.

Yin divaricato.

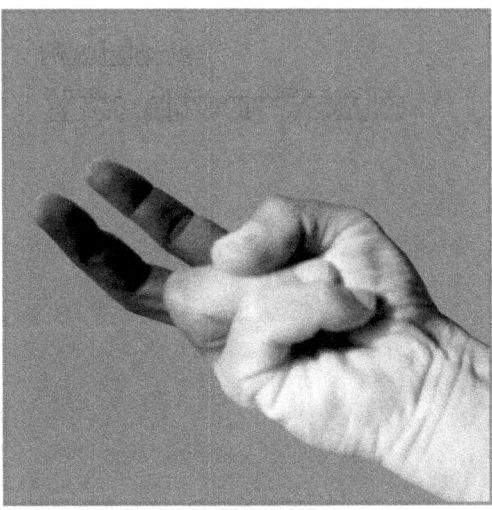

Figura 14

Si tratta della stessa posizione Yin, però questa volta si tengono le dita divaricate come per il segno di vittoria.

Le dita divaricate permettono di stimolare tutta la zona intorno alla spugna ureterale dove si trova la Giga. Si tratta di una zona molto sensibile che fa provare bellissime sensazioni e molto spesso anche orgasmi. Devi stimolare con la punta delle dita i lati della zona della Giga, facendo dei movimenti circolari e anche a forma di otto. Visualizzando il quadrante di un orologio dove la Giga si trova a mezzogiorno, questo zona è situata alle 11 e all'una oppure alle 10 e alle 2.

Se riesci a individuare bene la zona, vedrai che la tua donna proverà nuove sensazioni, coinvolgila e chiedile di dirigerti nei punti che più le piacciono.

Come trovare e stimolare la Giga con il pene.

Data la sua posizione, la Giga può essere stimolata facilmente con il pene, è senza dubbio più eccitante per entrambi, ma richiede maggior destrezza perché non ha la precisione delle dita.

La lunghezza non è importante, anche un pene con un'erezione da 10 cm farà l'affare, ricorda che la Giga si trova sulla parete superiore della vagina, tra 3 e 7 cm di distanza dell'entrata. Quelli che hanno il pene a banana sono geometricamente avvantaggiati quando penetrano dal davanti, il glande puntando verso l'alto riesce a stimolare più facilmente la Giga, a patto che non vada troppo profondo.

La posizione gioca un ruolo importante e ne ho dedicato un intero capitolo, qui ti spiego rapidamente una delle migliori per la Giga.

Lei sdraiata di schiena sul letto o su altra superfice morbida, gambe divaricate e ginocchia alzate, tu di fronte, inginocchiato intorno ai suoi fianchi, la penetri dai 4 ai 10 cm di profondità, non di più, con movimenti variabili d'intensità e velocità. In base alle capacità muscolari, puoi penetrarla dondolandoti sulle natiche e facendo avanti e indietro oppure, con più energia, tenendoti sollevato con mani e piedi. Schiacciale il pube con la mano, devi spingere dietro l'osso pubico finché non senti il tuo glande strisciare sotto la sua pelle. Facendo pressione su questo punto della pancia, non c'è possibilità di mancarla. Continua a penetrarla stimolando anche altre parti del corpo, tra cui la clitoride per almeno 15 minuti, fermati prima, solo se interrotto da un suo orgasmo, e mai da un tuo.

Finiti i 15 minuti di penetrazioni, fai una pausa, #escilo e occupati della clitoride, non aver fretta. Ricomincia dopo qualche minuto. Continua così finché non arriva il Giga orgasmo.

Dettagli degli organi sessuali durante la penetrazione.

Organi sessuali femminili interni ed esterni
durante la copulazione

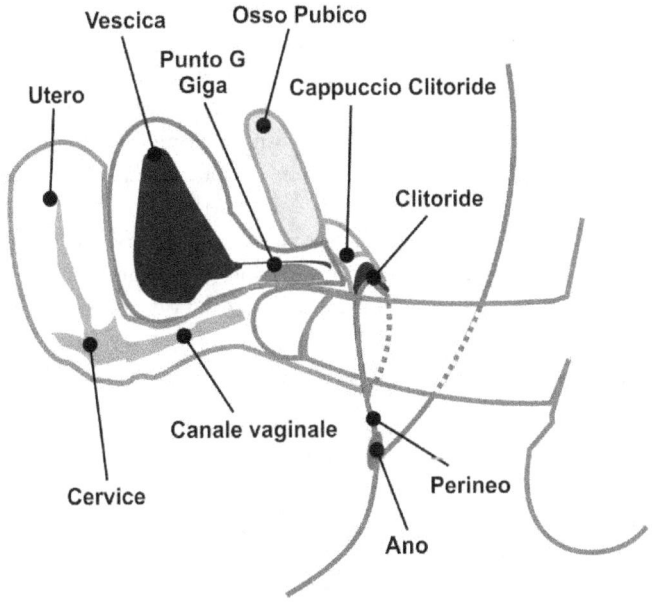

Figura 15

79

4. Orgasmo anale.

Nel sesso, l'unico atto innaturale è quello che non riesci a fare.
(Alfred Kinsey, biologo)

La penetrazione anale è ancora oggi un soggetto controverso, alcune donne la amano, altre no, altre ancora la accettano con indifferenza. Non credo di cadere in fallo, affermando che il 90% degli uomini adora farla. L'orgasmo anale non è il tema di questo manuale, ne parlo solo perché non può essere tralasciato. L'ano è pieno zeppo di terminazioni nervose che come per i genitali, se stimolate, provocano sensazioni orgasmiche.

Per i maschi, la prostata può essere stimolata dalla penetrazione anale, per entrambi i sessi, la stimolazione anale può provocare un orgasmo con o senza eiaculazione. I muscoli anali sono forti, quando sono pressati durante qualsiasi altro orgasmo, ne amplificano le sensazioni. La stimolazione anale può essere piacevole ma è un po' rischiosa: il colon può essere danneggiato da graffi e lacerazioni causate della penetrazione, lo sfintere è pieno di batteri che potrebbero infettare la vagina, può danneggiare le emorroidi. In ogni caso alcune donne dichiarano di vivere dei bellissimi orgasmi anali e non ci sono ragioni per mentire.

5. Orgasmo mentale.

Anche se tutti gli orgasmi sono originati dalla mente, questo termine identifica gli orgasmi che scaturiscono dalla sola stimolazione della mente.

Hai già visto in TV il caso di quella tipa multi-orgasmica, incapace di controllare i suoi orgasmi a ripetizione senza stimolazione esterna, che si reca al pronto soccorso per farsi curare e continua ad avere orgasmi in attesa della visita? Si tratta di una patologia rarissima che provoca orgasmi continui senza controllo, senza l'ausilio di alcuna stimolazione. Quale prova migliore per dimostrare quanto l'orgasmo sia più una questione mentale che fisica?

Mentre per le donne l'orgasmo generato dal pensiero è un

fenomeno frequente, per i grezzi ometti accade raramente da svegli, limitandosi ad apparire durante il sonno, mentre sognano un'eiaculazione. L'orgasmo mentale è quindi un fatto appurato per entrambi i sessi, che accada in sogno o da svegli, significa che il tuo corpo e la tua mente sono in grado di farlo, devi solo trovare il modo per controllarlo e appropriarti delle tecniche, usando la forza del pensiero per stimolare una o più parti del corpo, senza toccarle. Ci puoi riuscire immaginando vividamente scene di sesso vissute e ricordandoti le sensazioni che hai provato. Hai presente il fremito del corpo quando ti capita di pensarci? Bene, si tratta di un mini orgasmo mentale.

Adesso che hai capito quanto la mente sia fondamentale per l'orgasmo, ti consiglio di far l'amore più sovente con la mente della/o tua/o partner, comportati in modo romantico e dolce. Osserva i cambiamenti nei suoi atteggiamenti, soprattutto del linguaggio del corpo, perché potresti riuscire a fargli avere un orgasmo mentale... e non lo sai.

6. Orgasmi combinati.

Se una donna prova contemporaneamente due o più tra gli orgasmi descritti, sta godendo orgasmi combinati simultanei. Seno, vagina e clitoride sono facili da stimolare usando mani, pene e bocca. Suggerisco di cominciare stimolando un punto preciso, soffermarcisi, passare poi a un altro punto, soffermarsi e tornare al punto di partenza, continuando così con altre parti del corpo. Lei ti farà capire di che cosa ha voglia al momento. Attento, stimolarle i genitali prima che sia bagnata a volte, rischia di bloccarla, quindi dacci dentro con i preliminari prima di passare alla patatina. Accarezzala tutto intorno, ma non toccarle ancora la vulva.

Le donne non riescono a spiegare bene cosa provano durante orgasmi combinati a causa delle molteplici sensazioni, ma te li puoi facilmente immaginare osservando i suoi movimenti. Accarezza, massaggia, bacia, lecca, mordicchia altre parti del corpo compresi seno, collo, ombelico e interno coscia. Sii creativo, lascia andare la tua immaginazione e comincia sempre con dolcezza, godendoti il piacere del momento e il flusso di eccitazione che vi sta inondando il corpo.

7. Orgasmi multipli.

Tu e il tuo partner forse non avete mai provato un orgasmo multiplo, ma entrambi siete in grado di provare una serie illimitata di orgasmi, piccoli e grandi. Alcuni si fiondano sul cuscino subito dopo l'eiaculazione e l'orgasmo, ok, va bene quando si hanno gli stessi ritmi, perché alcune altre raggiungono il climax solo dopo una serie di orgasmi. Quel che è certo è che dopo un'eiaculazione, un uomo non vuol far altro che riposare. Ci possono anche essere tanti piccoli orgasmi che non sfociano in uno grande. Ogni volta può essere diverso.

Gli uomini hanno senza dubbio la capacità di raggiungere orgasmi multipli, possono eiaculare ogni volta oppure no, in base al loro auto controllo. Il segreto per il controllo dell'eiaculazione durante l'orgasmo, è di avere i muscoli PC (pubo coggigei) ben forti e allenati. Nel capitolo dedicato alle performance erettili e multi orgasmiche, troverai diversi esercizi per allenare questi muscoli.

8. Orgasmo Full Body.

Quando un uomo o una donna raggiunge un Orgasmo Full Body, tutto il corpo è come elettrizzato. Mai sottovalutare la reazione di un Orgasmo Full Body, si può diventare sensibili al punto che solo uno sfioramento con le dita o la brezza di un ventilatore, possono provocare una tremenda carica di energia sessuale.

Un Orgasmo Full Body dura da diversi secondi a diversi minuti e con la giusta stimolazione, può essere prolungato per ore,. Qualunque sia la durata, goditi la splendida esperienza di piacere sessuale con la persona che ami.

Ricordo bene la prima volta che ho fatto sesso. Ho perfino conservato lo scontrino.

(Groucho Marx)

Diversità fisiologica tra orgasmi vaginali e clitoridei.

L'approfondimento delle ricerche scientifiche sugli orgasmi genitali femminili confermano quanto i maestri orientali avevano capito molti anni prima. Le ricerche rivelano che vagina e clitoride sono collegate da terminazioni nervose separate: i nervi pelvici per la vagina e i nervi pudendo per la clitoride. Questo spiegherebbe la differenza tra gli orgasmi provocati dall'una e dall'altra. I maestri taoisti spiegano anche che gli orgasmi non sono provocati solo da questi due organi, ma si estendono a tante altre parti del corpo. Senza aspettare che i nostri scienziati ce ne diano conferma, continueremo a sperimentare tanti begli orgasmi.

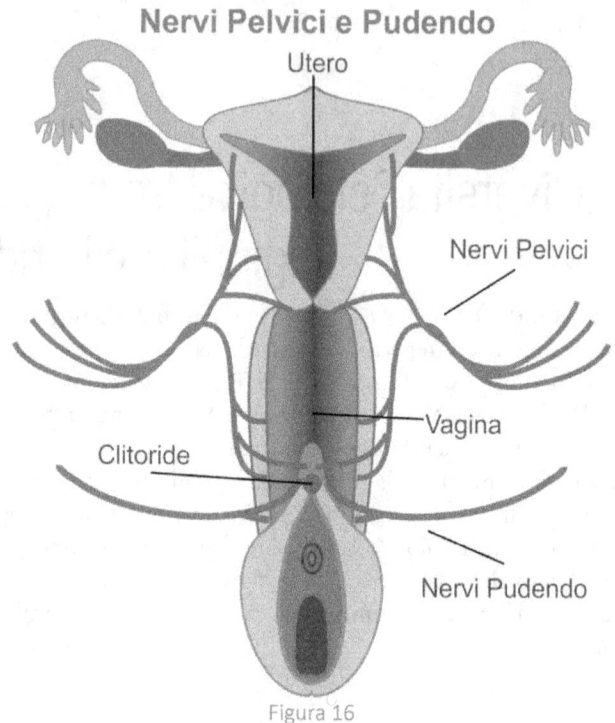

Figura 16

7 Sesso Orale Rosso Tigre: Come fare impazzire di piacere la tua donna

Il potere del bacio (altro che Big Bang! Tutto inizia qui).

Il bacio è fondamentale per la pratica del sesso orale. Dal primo bacio, una donna è in grado di capire se il suo uomo sarà in grado di soddisfarla sotto tutti i punti di vista. Spesso sottovalutata, la potenza di un bacio è in grado di stimolare mentalmente una donna a un rapporto sessuale, oppure a disgustarla... per sempre. Il tuo primo bacio può essere la porta che apre il suo cuore... e altro, oppure chiudere tutto in doppia mandata! Se l'inizio è negativo, è probabile che lo sia anche il resto.

Le donne si lamentano spesso del fatto che dopo il periodo focoso iniziale, con il passar del tempo il proprio uomo tenda a tralasciare le fasi del bacio languido e prolungato, per concentrarsi su altre parti del corpo.

Non commettere questo errore. Che sia il primo bacio o che si tratti di rinfrescare una lunga relazione, devi imparare o reimparare a baciare la tua donna per sbalordirla ed eccitarla. Ti spiegherò qui le tecniche che oltre a farla eccitare, la faranno impazzire di piacere, grazie ai tuoi baci.

Rosso Tigre: Sesso Orale per farla impazzire.

Denti puliti e alito fresco.

Sembra un'evidenza, ma non lo è: devi avere denti puliti e un alito fresco! Lavateli bene con spazzolino e dentifricio senza fluoro prima del vostro incontro. Fatti fare la pulizia dei denti dal dentista almeno due volte l'anno e usa qualcosa per rinfrescare l'alito. Puoi usare delle caramelle alla menta senza zucchero oppure ancor meglio: olio essenziale di menta piperita. L'olio essenziale è fantastico prima di baciarsi: una sola goccia di olio essenziale di menta piperita sulla lingua è sufficiente a darti un alito fresco e profumato per lungo tempo. Ricordati, la prima sensazione è quella che conta, baciare una bocca fresca e pulita è di per se, una bella sensazione.

Prendi cura delle tue labbra.

Le labbra screpolate o con piaghe da herpes non sono il massimo. Prendi cura delle tue labbra con creme, olio o burro cacao e fai che siano sempre in ottima forma quando la vuoi baciare.

Nota Bene: se hai herpes sulle labbra, evita di baciarla o di fare sesso orale, potresti trasmetterle l'infezione.

Comincia dolcemente.

Mettiamo che si tratti del vostro primo bacio, se non è il caso, facciamo finta che lo sia, vedrai come sarai in grado di eccitare sorprendentemente la tua donna. Comincia delicatamente e con dolcezza. Le donne spesso si lamentano della troppa foga con una bocca spalancata, oppure della striminzita apertura delle labbra del proprio partner. Baciala con dolcezza, appoggiando le tue labbra sul suo labbro superiore o inferiore, accarezzale delicatamente con la punta della lingua, non aver fretta comincia tenendo dolcemente tra le tue, prima il labbro superiore e poi quello inferiore.

A seconda della sua reazione, passa a limonarla leggermente, fai lavorare la tua lingua ma sempre con dolcezza, alterna il bacio al labbro superiore e inferiore alla stimolazione con la lingua.

Quando senti la sua lingua reagire, sai che è arrivato il momento di usare la tecnica **Lingua Tec Rosso Tigre.**

Bacio Lingua Tec
(tecniche di slinguamento).

1. Fai scorrere la tua lingua intorno alla sua, sotto, sopra, destra, sinistra.
2. Gioca: tocca la sua lingua poi ritirala e osserva che chi segue con la sua.
3. Succhiale la lingua oppure succhiale il labbro inferiore (mi raccomando dolcezza!)
4. Con la punta della tua lingua stimola la punta della sua, nello stesso modo in cui lo faresti per stimolarle la clitoride.
Si tratta di un ottimo messaggio per il sesso orale.
5. Lecca i bordi interni delle sue labbra con la punta della lingua.

Adesso che hai imparato la lezione, potrai svariare come preferisci. Solo baciandola appassionatamente puoi cominciare a pensare al sesso orale.

Preliminari orali.

L'hai baciata e ha reagito come desideravi, sfilale le mutandine e tuffati tra le sue gambe, sventagliando la lingua come un tergicristalli. Nooooo! Ci sei cascato. È esattamente quello che una donna non vuole! La maggior parte degli uomini sono colpevoli di questo, voglio dire, quale uomo non vorrebbe vedere la propria donna inginocchiarsi subito davanti a lui, per cominciare immediatamente del sesso orale? Keep calm! Lei non è un uomo!

Le donne vogliono prima essere sedotte ed eccitate!!!!!!! Da zero alla vagina in cinque secondi! Dai non scherziamo non è una corsa, questa è una seduzione, una stimolazione, un'eccitazione, soprattutto un evento che vuoi far durare il più a lungo possibile! Quello che vuoi fare è stimolarla, farle piacere, farla eccitare! Devi farla impazzire dal desiderio. Non devi nemmeno pensare a toccarle la vulva prima che sia completamente bagnata. OK, eccitiamola!

Preliminari, step by step (passo dopo passo).

Nota Bene: mentre studi queste tecniche, voglio che t'immagini a praticarle sulla tua donna oppure, se non ce l'hai, su una partner immaginaria. È importante apprendere e visualizzare tutte le sequenze in modo da essere allenato per quando sarà il momento di applicarle. Ti troverai così nella terza fase della competenza: la competenza cosciente. Con la pratica e la ripetizione, i gesti diverranno naturali portandoti nella quarta fase finale della competenza, quella incosciente.

Viso e collo.

Quando le baci la bocca, baciale anche tutto il viso: bacia e lecca ogni parte del suo viso, evitando la fronte.

Piccoli segreti: Il bacio in fronte è abusato dai genitori con i propri figli, non è una zona erogena. EVITA! Potrebbe farle ricordare momenti privi di sensualità e bloccarla.

Passa alla zona di congiungimento tra la mascella e l'orecchio, si tratta di un'area molto sensibile. Sfiora, bacia, lecca dolcemente questa zona, fallo lentamente. Se vuoi dirle qualcosa in questo momento, fallo sussurrando, alzare la voce con il timpano così vicino potrebbe darle fastidio. Inserisci la punta della lingua nel buco dell'orecchio e muovila come se le stessi stimolando la clitoride. Scendi con la lingua lungo il collo, anche questa è una zona sensibilissima, puoi farle venire i brividi sfiorandola leggermente, sia con la lingua che con le labbra. Puoi anche mordicchiarla o succhiarle la pelle del collo (evitiamo il succhiotto, please).

Piccoli segreti: Non c'è una durata indicativa per ogni sequenza perché dipende dalle reazioni della tua donna, impegnati a capire quali preferisce, non ripeterti troppo, passa da un punto all'altro e osserva. Molte donne si eccitano subito con questi baci, si bagnano, alcune vivono dei veri e propri orgasmi.

Per far sesso le donne hanno bisogno di una buona ragione.
Gli uomini invece, hanno solo bisogno di un buon posto.
(Billy Crystal)

Pista blu: discesa al seno.

A questo punto puoi cominciare la discesa verso il seno.

Scendi dal collo leccando e baciandole la pelle, avvicina la bocca ai bordi del seno, leccalo e bacialo tutto. Bacia e lecca la parte superiore e quella inferiore, soprattutto all'attaccatura del busto. Non toccare i capezzoli, baciala leccala intorno, ma evita assolutamente ogni contatto nella prima fase che deve durare almeno 10 minuti.

Soffio caldo.

Adesso puoi cominciare stimolarle i capezzoli con la tecnica del "soffio caldo". Alita un soffio caldo sui capezzoli: tre o quattro respiri su uno e poi sull'altro, continua così.

Lingua orbitale.

Con la punta della lingua sfiora l'aureola dei capezzoli con un movimento circolare. Aumenta o diminuisci la velocità, riduci il raggio dei cerchi avvicinandosi sempre di più alla punta del capezzolo. Non farlo troppo a lungo per evitare di essere noioso.

Battito di lingua.

Percuoti dolcemente e ritmicamente il capezzolo con la punta della lingua. Veloce dentro e fuori dalla bocca, come un battito d'ali. Passa da un capezzolo all'altro e non soffermarti troppo a lungo.

Il ciuccio.

Prendile lentamente il capezzolo tra le labbra e succhialo. Succhia con la bocca, la lingua, le labbra, dolcemente. Tienilo premuto tra la lingua e la parte superiore della bocca.

Ciuccio e battito.

Serra il capezzolo tra le labbra, poi accarezzalo con la punta della lingua, con movimenti laterali e avanti indietro.

Mordicchio.

Serra il capezzolo fra i denti per mordicchiarlo dolcemente avanti indietro, destra e sinistra. Non farlo per più di 30 secondi, potrebbe darle fastidio se troppo prolungato. Attento a non farle male, puoi allenarci con un chicco d'uva mordicchiandolo senza romperne la pelle.

Il ciuccio 2.0.

Questa volta apri grande la bocca per farci entrare tutto quello che riesci del suo seno, a partire dal capezzolo. Aspira il suo seno nella bocca e stimola sempre il capezzolo con leggeri tocchi della lingua.

Soffio freddo.

Adesso che il capezzolo è bagnato, soffiaci sopra per raffreddarlo, sempre dolcemente. Le provocherà una sensazione di freschezza e di brividi in tutto il corpo. Continua così da 15 a 30 secondi, poi rimettilo in bocca usando la tecnica **ciuccio e battito**. Concentrati sul suo seno per 20 o 30 minuti!!! Passa da una tecnica all'altra e da un seno all'altro, fa capire alla tua donna che il seno non è un accessorio ma una parte del suo corpo alla quale tiene tantissimo. Non sei come tutti gli altri che si dedicano 2 o 3 minuti, occupandoti a lungo del suo seno, le fai capire che sei diverso dagli altri, sai capirla e amarla come desidera.

Il sesso è la forza che dirige il pianeta. Dovremmo abbracciarla e non vederla come un nemico.
(Hugh Hefner, fondatore di Playboy)

Pista arancione: slalom gigante.

È arrivato il momento di scendere, continua sempre così leccando e baciando tutta la pelle con movimenti circolari, scendi lentamente e arrivato all'ombelico, leccalo con movimenti circolari con la punta della lingua, se le piace, penetralo usando il movimento del battito di lingua. (Ad alcune donne può non piacere perché troppo sensibile, se è il caso non insistere). Passa a leccarle i fianchi e l'inguine nella zona che va dell'anca all'inizio della coscia, lì è molto sensibile. Mi raccomando evita sempre di toccare la vagina, dappertutto tranne lì.
Adesso a scelta: puoi scendere lungo le cosce oppure girarla

sulla pancia. Consigli anche in questo caso di girarla sulla pancia, contrariamente a quello che fa la maggioranza dei tuoi colleghi. Quando sarà sulla pancia, potrai occuparti delle sue natiche, osso sacro, schiena, collo e gambe. Lascia libero sfogo alla tua lingua e alle tue labbra, ricordati che non c'è fretta. State vivendo dei momenti di piacere intenso e non c'è nessuna ragione di accorciarli.

Il sesso è lo sballo migliore. E' migliore di qualsiasi droga. Voglio morire facendo l'amore perché ti fa sentire così bene.
(Bai Ling)

Pista nera: discesa libera.

E' il momento di ritornare a pancia in su.

Adesso se te la senti, e se la tua donna ha i piedi puliti, puoi cominciare a leccarla partendo dall'alluce per poi risalire. Prendile le gambe e comincia a succhiarle le dita dei piedi, prima una poi l'altra e poi passa all'altro piede. Dopo averle leccato i piedi, comincia a risalire leccandole lo stinco, soffermati alla giuntura dietro il ginocchio, è una zona molto erogena. Continua risalendo dall'interno coscia, sempre con la punta della lingua, fai dei movimenti rotatori, avanti e indietro, usa il battito della lingua, insomma, usa tutte le tecniche che hai imparato per risalire lentamente verso la vulva. Alterna i movimenti da una gamba all'altra mentre risali.

Mi raccomando rispetta la consegna di non toccare mai la sua vagina. Comincia stimolarla tutto intorno, leccala e baciala prima da una parte poi dall'altra, lecca la parte superiore della vagina, proprio vicino all'apertura dove si trova la clitoride. Leccale la parte inferiore, dove si trova il perineo poco prima dell'ano. Rimani su questi punto per 5 o 10 minuti, usando tutte le Lingua Tec. Se vuoi, puoi anche stimolarle l'ano con la lingua.

*Nota **Bene**: non è solo una questione di averne voglia, la stimolazione dell'ano rappresenta un pericolo per il sesso orale. C'è poco da fare, è una zona dove si trovano dei batteri pericolosi come gli ecoli, evitiamo quindi di infilarci dentro la lingua. L'ideale è che la tua donna sia ben lavata prima del rapporto, per finire, se ci infili dita o un pene, è sempre meglio stare attenti a non fare penetrazioni in altri orifizi con gli stessi, perché potrebbero trasmettere i batteri. Lascia perdere i film porno dove ci sono fiotti di attrici che lo prendono in bocca all'uscita dall'ano! La sequenza di penetrazione che implica l'ano, deve essere seguita da un lavaggio accurato prima di continuare con altre penetrazioni.*

Continua così per 20 o 30 minuti passa da una zona all'altra da una stimolazione all'altra devi impazzire dalla voglia di farsela toccare, ti sentirti dentro di lei.

Il sesso è come i soldi: solo troppo è abbastanza.

(John Updike)

Pista Rosso Tigre: salto dal trampolino.

Finalmente ci siamo! E' pronta per il grande salto e puoi cominciare occuparti della sua vulva, la sua clitoride, la sua vagina e la sua giga!

Piccoli segreti: *Quando le lecchi la patatina dimentica quello che fanno nei film porno quando tirano fuori tutta la lingua. La clitoride è un organo sensibilissimo, non c'è nessuna ragione di tirar fuori la lingua mentre la si lecca, salvo per dare un effetto scenico cinematografico. Quando le lecchi la clitoride, devi tirare fuori la lingua solo leggermente, affinché rimanga calda e ti permetta di fare dei movimenti più precisi e delicati. Unica eccezione, quando vuoi titillarla con una rapida leccatona sulla patatina.*

Soffio caldo.

Prima di toccarle la vulva, usa il tuo alito caldo su tutta la zona. Non toccarle la vulva. Soffiaci sopra dolcemente il tuo alito caldo.

Attenzione: non soffiare mai all'interno della vagina! E molto pericoloso! Potrebbe provocarle un'embolia che entrata in circolazione creerebbe dei danni serissimi a rischio mortale!!!

Leccata lunga e languida.

Con la punta della lingua lecca le grandi labbra, fai lunghi movimenti dal basso verso l'alto sia sulle parti esterne e interne delle grandi labbra Fai la stessa cosa con le piccole labbra sempre partendo dal basso e andando verso l'alto. Fai dei movimenti lenti e lunghi.

Il cono gelato.

Lecca tutta la vulva con la lingua ben allargata come se stessi leccando un cono gelato. Comincia dal basso, idealmente dal perineo e sali su lentamente, fino alla clitoride. Allarga la lingua più che poi affinché copra il più possibile la vulva.

Leccata penetrante.

Penetra la sua vagina con la lingua con un rapido movimento avanti e indietro, dentro e fuori. Fai uscire due centimetri di lingua dalle labbra, tienila ferma e aiutati con i movimenti della testa, avanti indietro.

La tecnica dell'alfabeto.

Come dice un maestro tantrico: "lecca l'alfabeto e fai un sacco di T maiuscole". Scrivi l'alfabeto con la lingua usando la vulva come quaderno: prima sulle piccole labbra, poi sulla clitoride, in corsivo, stampatello, maiuscolo e minuscolo. Questa tecnica è perfetta per mantenere la concentrazione, aumentare la sua eccitazione e prolungare la stimolazione. Deve essere usata all'inizio.

Lingua cucù.

Appoggia leggermente la bocca aperta sulla sua vulva sopra la clitoride e accarezzala leggermente con la lingua avanti e indietro, come se fosse un cucù. Inizia lentamente e adeguati alle sue reazioni. Dopo averlo fatto per un po', puoi anche aiutarti con le dita, sollevando il cappuccio della clitoride (se ce l'ha) per una stimolazione più diretta.

I movimentucci.

Usa solo la punta della lingua e appoggiala direttamente sulla clitoride. Lecca molto lentamente con piccoli movimenti rotatori, destra sinistra, alto basso (segui le sue reazioni). La lingua si muove pochissimo. Puoi anche fermarti e rimanere immobile appoggiato sulla sua clitoride.

Sfarfallio di lingua.

Fai uscire avanti indietro la lingua come fosse un'ala di farfalla e accarezzale la clitoride. Continua così per un minuto o due e poi passa un'altra tecnica.

Il succhio.

Prendi lentamente la sua clitoride nella tua bocca e succhiala lentamente con le labbra e con la lingua.

Succhio e sfarfallio.

Fa il succhio come sopra e aggiungici il movimento della lingua a sfarfallio. Inizia lentamente e, se reagisce bene, aumenta le velocità. Puoi farlo tutto il tempo che vuoi, ma attento alle sue reazioni, fermati quando sentì che diventa troppo sensibile.

Soffio freddo.

Adesso che clitoride e vulva sono bagnate puoi soffiarci su per creare una corrente d'aria fredda con la tua bocca. Le farai provare una piacevole sensazione di fresco, 15 secondi sono sufficienti. Poi passa subito a succhio e sfarfallio per riscaldarla.

Continua così per 20 minuti, mezz'ora, un'ora, tutto il tempo che vorrete dedicarci, passando da una tecnica all'altra, da una pista all'altra. La tua donna avrà sicuramente degli orgasmi, consiglio di fare una pausa di un minuto o due e tra un orgasmo all'altro.

Puoi risalire per baciarla sulla bocca o rimanere dove sei, baciandole le cosce, pancia o il monte di Venere. Se vuoi andare ancora più lontano nel provocarle degli orgasmi, puoi aggiungere la stimolazione della Giga con le dita come descritto nei precedenti capitoli.

L'arte di stimolare la clitoride.

La clitoride o clito, ha una sola funzione: procurare piacere sessuale alla sua proprietaria quando è stimolata.

Ogni donna è diversa come la sua clito, reagisce diversamente agli stessi stimoli. Può essere stimolata con la bocca, la lingua, le dita, il palmo della mano, il glande, il tronco del pene, le dita dei piedi, un dildo, una piuma, eccetera. Ci sono tanti modi per stimolarla, scopriamo insieme quelli più efficaci.

Si comincia sempre con un approccio dolce e gentile: sfioramenti e carezze. La clito è un organo sensibilissimo che, come già detto, contiene il doppio di terminali nervosi rispetto al glande del pene, ma nella clito, concentrati in una superficie molto più piccola. Uno o più orgasmi da clito sono una buona preparazione per quelli della sua collega, la Giga. Spiega al tuo uomo come vuoi che ti lecchi, baci o ti tocchi la clito e rileva i picchi di piacere con gridolini, lo aiuterai a capire. Ripassate le caratteristiche del carattere sessuale del tuo Quoso, identificate insieme la tipologia di carattere sessuale della sua vagina e adottate i metodi di stimolazione consigliati.

Non conosco la domanda, ma il sesso è certamente la risposta.
(Woody Allen)

Soffio magico.

Non so se lo sai, ma lo champagne è nato grazie a un errore, capitato per caso. La leggenda racconta che i monaci incaricati del processo di vinificazione, non riuscirono a trasferire le bottiglie di vino in un posto più caldo, furono bloccati da una tempesta di neve e le bottiglie rimasero in un freddo glaciale per tutto l'inverno, modificandone il metodo di fermentazione. Quando Don Perignon, all'epoca non vedente, il famoso monaco a capo del monastero, volle assaggiare quel vino, che i suoi subalterni monaci consideravano rovinato e si accingevano a buttare, disse dopo averlo assaggiato: "Queste bollicine sono come meravigliose stelle nel cielo". I monaci così non lo gettarono e nacque il vino più famoso della storia.

Come dice un proverbio cinese: "Da una crisi scaturisce un'opportunità".

Quando la mia donna ebbe un problema dermatico alla vagina che le impedì di essere penetrata o accarezzata, sia esternamente che internamente, decisi che sarai riuscito ugualmente a farle avere un orgasmo e inventai il "Soffio Magico".

Come descritto prima, la clitoride è un organo estremamente sensibile e reagisce alle più leggere stimolazioni, compreso il soffio. Con la tecnica del "Soffio Magico" le farai avere degli orgasmi sorprendenti, soffiandole sulle grandi e piccole labbra, e la clitoride, in modo continuato.

Ecco i dettagli:

1) Procedi come sempre con la fase dei preliminari baciandola sulla bocca e proseguendo in tutte le zone erogene che conosci.

2) Quando la senti eccitata al punto giusto, scendi verso il suo monte di venere, leccando e baciandole la pelle senza mai toccare ne sfiorarle la patatina.

3) Quando senti che è pronta, riempiti i polmoni d'aria, socchiudi al massimo le labbra e lascia uscire un soffio sottile e continuo. Non toccarle mai i genitali, continua a soffiarle sulle grandi e piccole labbra e la clitoride, facendo i movimenti dell'alfabeto. Nel frattempo accarezzale le cosce, la pancia, i fianchi, le pelvi, il seno, stringile le mani, senza mai toccarle la patatina. Lascia che il soffio che fuoriesce dalle tue labbra le stimoli la clitoride e le labbra vaginali. Inspira profondamente ed espira con forza ma senza andare in debito d'ossigeno. Inspira profondo con la bocca ed espira con le labbra socchiuse, più il soffio è sottile e più diventa efficace e duraturo. Ci vorrà qualche minuto, dai 5 ai 20, continua finché non avrà avuto il suo primo orgasmo, poi fai una pausa di un minuto e ricomincia. Non ci sono limiti, potrai scatenarle una serie infinita di dolci orgasmi che la faranno impazzire di piacere.

8 Ostacoli e rimedi per l'orgasmo femminile

A parte possibili traumi molto più difficili da identificare ed eradicare, facciamo una lista degli ostacoli principali che impediscono a una donna di raggiungere l'orgasmo e godersi le gioie del sesso, poi andremo nel dettaglio per trovare il modo di aggirare ogni ostacolo.

Vescica piena.

Non include tutte le donne perché alcune potrebbero guadagnare in sensibilità con la vescica piena, prova a farlo nei due modi e osserva i risultati. Se hai bevuto troppo prima, potrebbe capitarti di dover andare a far pipì un paio di volte durante il rapporto. Svuota sempre la vescica prima di far sesso, soprattutto con la Giga che provoca una forte sensazione di urinare, se hai la vescica vuota e ti viene voglia di urinare, sai con certezza che si tratta della Giga.

Quando stimoli la Giga, per essere più a tuo agio le prime volte, metti un asciugamano sotto il corpo, così, anche se dovesse sfuggire uno spruzzino di pipì, non succede nulla. Non succede, ma se succede, almeno ti ha rilassato la mente e ti permette di concentrarti sulle belle sensazioni. Quando avrai capito come funzione, dimentica pure l'asciugamano.

Colon pieno.

Tante donne soffrono di costipazione e provano disagio durante i rapporti sessuali. Usa dei lassativi naturali: tisane, erbe, pere, prugne. Fatti una colon-terapia, assumi fermenti lattici, bevi più acqua, mangia più frutta e verdura. La costipazione si elimina cambiando alimentazione e sostituendo i cibi che la provocano con altri alimenti più digeribili. Problemi al colon come flatulenza e costipazione possono essere più complessi del correre di corsa al bagno.

La pancia in disordine è pericolosa nella mente di una donna, che penserà più alla gestione del suo intestino che a godersi le stimolazioni sessuali. Fare sesso può essere molto disagevole quando si sente il pene spingere e spostare qualcosa nel colon. Il colon dovrebbe essere vuoto. Se hai provato con lassativi naturali, erbe e tisane senza successo, ti consiglio di andare a consultare un naturopata, saprà consigliarti un'alimentazione appropriata e ricca di energia naturale che rimetterà in sesto intestino e colon.

Ecco alcuni semplici rimedi per rimettere in sesto la tua flora intestinale:

A) Bevi un bicchiere d'acqua tiepida con la spremuta di un limone al mattino appena sveglia.
B) Bevi un bicchiere d'acqua con un cucchiaino di bicarbonato di sodio biologico (non contiene alluminio come gli altri) al mattino appena svegliata e alla sera prima di andare a dormire.
C) Fermenti lattici a manetta! I fermenti lattici nutrono la flora intestinale e combattono la candida riportandola al suo giusto livello. Se è bianco e maleodorante, significa che la tua vagina è infiammata dalla candida depositata sulle pareti vaginali che si mischia al fluido, durante la sua fuoriuscita. Significa che sei affetta da candidosi. Lo scorso anno, vidi un documentario che spiegava

che l'80% della popolazione occidentale, a causa di una alimentazione errata, è affetta da candidosi: è una vera epidemia che può creare gravi conseguenze sulla tua salute. Deve essere debellata subito!

La candidosi non è una malattia infettiva, non è trasmessa da un virus o altri batteri, si tratta di un fungo. La candida vive naturalmente nei nostri organi digestivi, soprattutto in stomaco e intestino, il rapporto ottimale tra candida e altri batteri è 80 a 20, 80% di batteri e 20 di candida. Quando questo fattore cambia, l'equilibrio s'inverte in un 50:50 o addirittura 80:20, per la candida. La candida prospera in un ambiente acido e sopravvive con difficoltà in un ambiente alcalino. Se soffri di candidosi, significa che il tuo corpo è acido a causa di un'alimentazione acida, il fumo, l'alcol, l'inquinamento o il malumore. In un corpo acido la candida si estende in parti del corpo, dove non dovrebbe stare, una fra queste è la vagina. Per eliminare la candida in eccesso devi prendere tanti fermenti lattici mattina e sera, passa a un'alimentazione crudista, elimina tutti i prodotti caseari e uova, mangiare tanta frutta verdura. Vedrai che i tuoi livelli di candida torneranno normali in pochi giorni. Il bicarbonato di sodio distrugge funghi come la candida, fai dei lavaggi verginali con dell'acqua e bicarbonato di sodio (1 cucchiaino disciolto in mezzo litro d'acqua)

D) Ginnastica! Fai degli addominali per dare tonicità alla tua pancia. 15 minuti al giorno sono sufficienti. Pratica i 5 Tibetani e avrai in pochi giorni dei risultati straordinari.
E) Mangia tanta frutta, soprattutto pere e prugne.
F) Bevi tanta acqua possibilmente alcalina.
Se non hai un alcalinizzatore aggiungi un cucchiaio di bicarbonato di sodio biologico in una bottiglia da un litro e mezzo di minerale (non gassata, mi raccomando.)
G) Elimina acqua gassata e bibite gassate! Smettila d'introdurre dei gas nel tuo corpo, ti fanno gonfiare lo stomaco e indeboliscono l'apparato digerente.
H) A colazione mangia solo frutta e verdura crude.
Fatti dei frullati, delle centrifughe o degli estratti. Verdura e frutta contengono tutte le proteine, le vitamine, i minerali e le fibre di cui il nostro corpo ha bisogno, immediatamente assimilate e trasformate in energia, senza produrre adipe.
I) Cambia posizione quando fai la cacca!

Gli idraulici moderni non lo sanno, ma la posizione da seduti sulla tazza è completamente innaturale, provoca uno strozzamento del colon che rende l'espulsione difficoltosa. La posizione migliore per defecare è quella che assumeremmo facendolo in un campo, la posizione che si assume nei cessi alla turca, la migliore per il transito.

L) Prendi un cucchiaino di olio di cocco mattino e sera.

L'olio di cocco è una delle sostanze miracolose per la salute del corpo e l'occidente se n'è accorto da poco, è un toccasana per l'intestino e tutto l'apparato digerente. Essendo vegetale e crudo, è immediatamente assimilato e non produce tessuti adiposi (deve essere biologico).

M) Pratica yoga!

Imparerai a rilassarti, tonificare la muscolatura, acquisire equilibrio, respirare, sentire meglio il tuo corpo e le sensazioni che ti trasmette.

L'importanza dei muscoli PC (pubo coccigei).

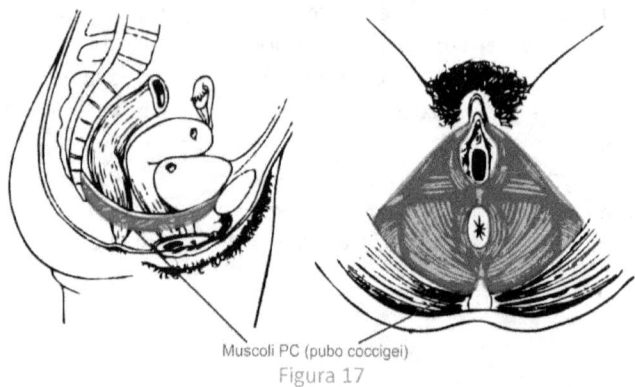

Muscoli PC (pubo coccigei)
Figura 17

Molte donne scoprono l'importanza dei muscoli pubo coccigei nel periodo pre e post gravidanza. Prima per facilitare il parto e dopo per riacquistare tonicità. Ancora una volta quello che i maestri del sesso orientali sapevano da millenni, è stato riscoperto nel 1940 da un medico occidentale di nome Kegel, il quale capendo la loro importanza, mise a punto una ginnastica pelvica che prese il suo nome.

Devi sapere che i muscoli PC giocano un ruolo importantissimo per il raggiungimento degli orgasmi ed è importante mantenerli in forma. Si tratta di muscoli e per mantenere la loro tonicità bisogna allenarli con esercizi di tensione e stretching. Il modo più semplice per verificare la tonicità dei tuoi muscoli PC è quello di bloccare il flusso d'urina quando fai pipì. Se riesci a bloccare il flusso facilmente, puoi stare tranquilla, se invece hai difficoltà e leggere perdite quando ci provi, significa che tuoi muscoli PC hanno perso tonicità. Keep calm! La tonicità di un muscolo si è riacquista in pochi giorni con la ginnastica.

Esercizio 1: Bloccare il flusso d'urina.

1) Espira lentamente con forza, espellendo l'urina.

2) Inspira e contrai i muscoli PC per bloccare il flusso d'urina (mantenendo stomaco e gambe rilassate).

3) Espira e ricomincia a urinare.

4) Ripeti le fasi 2 e 3 per quattro o cinque volte fino al termine dell'urina.

Ripeti con frequenza il blocco del flusso d'urina affinché diventi un'abitudine che manterrà senza sforzo la tonicità dei tuoi muscoli.

Esercizio 2: Flessioni PC.

1) Inspira e concentrati sulla vagina.

2) Contrai con forza i muscoli PC insieme ai muscoli intorno agli occhi e alla bocca come per fare delle boccacce, per tutto il tempo di espirazione.

3) Espira e rilassati, rilasciando tutti i muscoli.

4) Ripeti le fasi 2 e 3 da otto a 36 volte.

Puoi fare l'esercizio 2 quando vuoi, mentre sei al volante, davanti allo schermo del computer, al cinema, quando fai il bagno, prima di addormentarti, ecc..

Rinforzare i muscoli di tutta la vagina.

Se non l'hai mai fatto, puoi renderti conto delle contrazioni dei muscoli PC nella vagina durante la penetrazione, in modo da avvolgere il pene con forza, come si potrebbe fare con la mano. Di solito i ginecologi consigliano di rinforzare i muscoli vaginali dopo il parto, stringendo un supporto in metallo o plastica inserito in vagina. I maestri poi consigliano di usare un ovetto di pietra che una volta inserito in vagina, viene fatto oscillare avanti e indietro nel suo interno per qualche minuto.

Esercizio 3: rinforzare tutta la vagina con l'ovetto di pietra.

1) Infila nella vagina l'ovetto di pietra in piedi o da seduta. Usa dell'acqua, della saliva o del lubrificante.

2) Contrai i tuoi muscoli PC per far risalire l'ovetto e poi contrai per spingerlo verso l'apertura della vagina, senza però lasciarlo uscire.

3) Ripeti questo movimento avanti indietro 18 o 36 volte.

4) Terminata la serie, espellilo fuori con forza dalla vagina.

L'esercizio del ovetto è alquanto semplice. Inserisci l'ovetto lubrificato nella vagina come fai con un tampone e poi usi i tuoi muscoli vaginali per farlo andare su e giù. Quando penetra profondamente potresti anche non sentirlo più, continuare a farlo oscillare tendendo il perineo e la vagina. Continua i movimenti per due minuti e poi espelli l'ovetto.

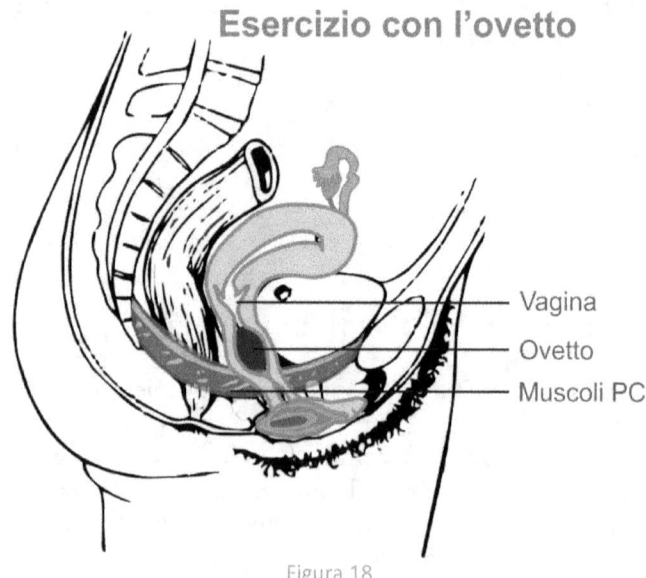

Esercizio con l'ovetto

Vagina

Ovetto

Muscoli PC

Figura 18

Infezioni e infiammazioni.

A parte il disagio e l'odore causati dalla vescica o dalla candida, si ha la costante sensazione di voler urinare. Tutti questi sintomi possono far perdere concentrazione in quello che stai facendo. Le donne possono soffrire d'infezioni ai genitali, sia esterne che interne, parliamo di cistite, candida, infiammazione urinaria o alla cervice. Cistite e candida provocano cattivo odore, irritazioni e perdite biancastre o giallognole, da non confondere con le leggere perdite biancastre che sono invece assolutamente normali, inodore e testimoniano di una vagina in piena salute.

I sintomi di un'infezione vaginale provocano disagio, salti d'umore, imbarazzo, perdita di fiducia e stima di se, impedendoti di goderti il sesso. Il succo di mirtilli è fantastico per eliminare le infezioni urinarie, a patto che sia biologico e fresco. In caso di complicazioni, corri dal ginecologo.

Piccole labbra... troppo grandi.

Alcune donne hanno o sviluppano delle piccole labbra di grandi dimensioni che fuoriescono come delle alette dalla vagina. Le labbra possono così essere coinvolte nella penetrazione, spinte dentro e fuori dalla vagina, provocano attrito e conseguente disagio. Non è facile accorgersi del fatto che siano le piccole labbra a provocare disagio, devi fare una semplice diagnosi: osserva allo specchio lo stato delle tue piccole labbra dopo la penetrazione, se rimangono rosse e gonfie a lungo dopo il rapporto, significa che sono infiammate a causa dello sfregamento.

Un buon lubrificante può ovviare al problema, ma se diventa cronico, un intervento di chirurgia plastica per la riduzione delle dimensioni potrebbe essere la soluzione, parlane con il tuo ginecologo.

Pensieri bloccanti.

Preoccupazioni, senso di colpa, rabbia, imbarazzo, lavoro,

figli... la lista è lunga. Smettila! Pensa al presente, concentrati solo su quello che stai facendo al momento e non su quello che avresti dovuto fare prima, o che dovrai fare dopo, stasera, domani o la settimana prossima!

Vivi intensamente ogni secondo di sesso e immergiti nelle sue sensazioni. Come accennato, pensieri come preoccupazioni, sensi di colpa, risentimenti, imbarazzo, timore, dolori e altre influenze negative, disattivano completamente il piacere sessuale, il desiderio di far sesso e di conseguenza il raggiungimento dell'orgasmo.

Per goderti le gioie di un massaggio o di un rapporto sessuale completo devi letteralmente "liberarti la mente". Se non riesci a goderti le piccole cose e fatichi a lasciarti andare alle gioie del sesso, temo che dovrai rinunciare al pensiero di avere un orgasmo. Per liberarti in pochi minuti di qualsiasi blocco mentale, ti consiglio di praticare una tecnica rapida, geniale e semplicissima che si chiama EFT (Emotional Freedom Techniques)

Trovi libri e video sul web che ti spiegano tutto, alcuni sono anche gratuiti. Potrai sperimentare su di te l'efficacia dell'EFT per liberarti da qualsiasi stato emotivo negativo.

Spina dorsale non allineata.

La spina dorsale è la parte più complessa del nostro scheletro, al suo interno passano tutti i terminali nervosi che gestiscono il corpo, la scorretta posizione di una sola vertebra può causare dolori e indebolire la trasmissione delle sensazioni provenienti dai genitali. Se hai problemi di schiena di consiglio di farti visitare da un osteopata, le terapie osteopatiche sono state finalmente riconosciute dalla sanità pubblica e rientrano nella lista delle prestazioni mediche.

Un osteopata saprà rapidamente individuare il problema e risolverlo. La pratica dello Yoga, in qualsiasi sua forma, ti permette di ritrovare con dolcezza la salute della tua spina dorsale.

Insufficienze ormonali.

Gli ormoni determinano la tua carica sessuale e la sua percezione da parte del partner, giocano anche un ruolo fondamentale per i tuoi orgasmi. Se senti di non avere una carica sessuale potente, ti consiglio di fare un check-up per avere le idee chiare.

Anticipazione di un'attesa irrealistica.

Che cosa significa? Stai aspettando l'orgasmo da paura senza concentrarti sulle attività che ti porteranno ad averlo. Se non riesci a goderti appieno i preliminari come baciarsi, toccarsi, e condividere le emozioni con il tuo uomo, in fiducia totale, significa che ti stai aspettando troppo e troppo in fretta. Keep calm baby! Per fare del sesso fantastico è indispensabile creare la giusta atmosfera, con passione. Se ti ritrovi a pensare: "Ero abituata a viverlo con passione, adesso invece ho l'impressione che lui non mi desideri più e non mi faccia più le cose che mi piacciono". Significa che hai un problema, ecco la soluzione: dimentica quello che fa, non fa e dovrebbe fare, crea l'atmosfera giusta per suscitare passione e vedrai che ti seguirà (a meno che, non abbia anche lui dei pensieri bloccanti).

Pensa a quelle cose che ti fanno sentire sexy ai suoi occhi. Invece di mettere la solita biancheria sfodera la tua parure "provoque" e mettila per passare la giornata, oppure rilassati con una buona musica e lasciati trasportare in felici ricordi, che so, la luna di miele, le ultime vacanze appassionate, insomma un momento di passione per entrambi. La mente deve sempre pensare a qualcosa e si ripete in continuazione.

Degli studi hanno scoperto che generiamo da 60.000 a 70.000 pensieri al giorno e il 90% sono sempre gli stessi che si ripetono. Approfitta di questa funzionalità per convertirla a tuo favore! Al risveglio del mattino metti una buona musica (sempre la stessa) quando ti fai il bagno, la doccia o mentre ti occupi del tuo corpo. Incolla dei post-it sullo specchio con nomi o disegni che ti ricordano bellissimi momenti passati, con la ripetizione, la musica e i post-it, si crea un'associazione che rinforza le emozioni. Fai lo stesso prima di andare a dormire. Un quarto d'ora è più che sufficiente per attivare il tuo corpo e prepararlo lungo tutto l'arco della giornata.

Vedrai che i tuoi soliti pensieri quotidiani saranno sostituiti da altri più eccitanti che sfoceranno in baci e carezze serali con il tuo uomo, per aprirti la via dell'orgasmo, anzi degli orgasmi multipli.

Problemi con lui.

Ora mettiamo che tu abbia fatto tutto il necessario per creare l'atmosfera e lo stato mentale ideale, ma lui non reagisce come sperato. Ha un alito da sciacallo, si accascia sul divano con le calze puzzolenti, sorseggiando una birra davanti a skysport24 e non si è accorto di niente. Allora ti consiglio di prendere il coraggio a due mani, interrompere con garbo quello che sta facendo, attirare la sua piena attenzione e dirgli francamente quello che stai provando (evita di farlo durante una gara di MotoGP, una partita di Champions League, Mondiali o Europei! Come ogni Italiano maschio, avrà difficoltà a concentrarsi su di te in quei momenti. Anche Rosso Tigre ha i suoi limiti).

Non aspettarti reazioni o risposte immediate, limitati a svuotare il sacco e lasciare che le tue parole facciano effetto, vedrai, l'effetto ci sarà. Attenta però a farlo con tatto perché è molto facile ferire la virilità del tuo partner, deve solo essere consapevole del fatto di essere ancora in grado di farti eccitare e accendere fuochi d'artificio nella tua sensualità.

Cinque bloccaggi che impediscono a una donna di avere un orgasmo da Giga.

1. Respiro bloccato. Non bisogna bloccare il respiro, bisogna lasciarlo fluire profondamente.

2. Contrazione muscolare. Le donne sono spesso contratte e hanno difficoltà a rilassarsi.

3. Difficoltà nel far discendere l'energia dalla testa ai genitali. I genitali sono spesso vittime di blocchi psicologici dovuti all'educazione. La Giga immagazzina tutte le memorie sessuali, è come un hard disk, bisogna rimuovere le memorie negative sostituendole con altre nuove e positive, trasformando la cattiveria in bene e la sofferenza in piacere.

4. Sensazioni negative degli organi interni. Il fegato che produce e conserva sostanze negative aumentando l'acidità del corpo, crea tensione muscolare e mentale. Una respirazione profonda permette di ripulire il fegato. Passiamo al cuore che impaziente, sente che potrebbe arrivare all'orgasmo, ma visto che non arriva, aumenta l'impazienza e blocca tutto. Devi imparare a trasformare il tuo sentimento d'impazienza, in sentimento di gioia. L'orgasmo sta per arrivare, l'amore dal cuore scombussola tutto, cambia idea e dice: non adesso, forse è troppo presto! Fai un bel respiro profondo e trasforma la tua ansia d'impazienza in pura gioia.

Quando sei colma di gioia, l'orgasmo arriva con certezza matematica. Goditi ogni secondo con gioia e felicità e vivrai un fantastico orgasmo con la tua Giga.

5. Il massaggio e la sensazione di voler far pipì. Adesso entra in gioco la stimolazione della Giga con le dita, che si ritrovano a vagare tra i ricordi e le esperienze passate memorizzate nei suoi tessuti. Non sforzare, guarda come reagisce, concentrati sulle contrazioni e i movimenti. Ascolta anche il tuo respiro. Le prime volte sentirai la voglia di far pipì. Si tratta di qualcosa di nuovo per il corpo che interpreta male lo stimolo, tante donne si bloccano qui: noooo, la pipì! Non voglio fargliela addosso. Ma lascia andare! Goditi con gioia questi momenti. Il momento prima dell'orgasmo è molto critico, uno qualsiasi dei bloccaggi precedenti può sorgere improvvisamente e far cadere a zero tutta la carica accumulata fino adesso, per ricominciare tutto da capo.

9 Come stimolare la Giga per farle avere un orgasmo con eiaculazione (Squirting)

Ho descritto le posizioni di mano e dita nel capitolo "Come stimolare la Giga con le dita!, vediamo adesso un altro modo per farle raggiungere l'eiaculazione. In questo capitolo descrivo nuovamente il metodo di stimolazione scendendo nei dettagli, perché parto dal presupposto che abbiate ormai acquisito e assimilato tutte le nuove informazioni svelate nelle pagine precedenti. Prendetelo come un ripasso.

La Giga, se stimolata nel modo giusto, è in grado di procurare orgasmi intensi, prolungati e multipli che culminano con l'eiaculazione femminile. L'eiaculazione può avvenire a spruzzo verso l'esterno oppure all'interno. È divertente come ci siano ancora oggi dei dibattiti sulla natura di questo fluido femminile molto abbondante che a volte, supera in quantità quello maschile. Non preoccuparti è acqua, trasparente, può essere anche biancastro, inodore, non macchia.!

Torniamo alla Giga, la protagonista di questo fantastico orgasmo. Nonostante la medicina allopatica affermi che solo un

20% delle donne abbia la Giga, preferisco far fede a scritti millenari del Tantra, Tao del sesso, Kama Sutra e alle esperienze personali: tutte le donne hanno la Giga e ogni Giga può essere stimolata per raggiungere orgasmi con eiaculazione. Non sarà certo il tuo ginecologo a darti delle informazioni del genere, i suoi studi universitari e le fonti d'informazioni che usa, riportano rilevazioni fatte in laboratorio, in ambienti asettici e tutt'altro che sensuali. Allora figurati! È già difficile per una coppia affiatata riuscire a stimolarsi in un ambiente intimo e riservato, figurati a farlo in un laboratorio, davanti a persone in camice bianco che ti osservano e filmano con telecamere. "Te credo" che in queste condizioni, solo il 20% delle donne sia riuscito ad avere un orgasmo da Giga. Troppo spesso nello studio della sessualità, la scienza non tiene conto dell'emotività, né della connessione energetica tra due persone, focalizzandosi unicamente sui fenomeni meccanici. Tragico errore. La Giga esiste, andiamo a scoprirla, risvegliarla, capirla e ravvivarla!

La Giga s'individua con le dita: il medio e l'anulare. Le mani devono essere ben pulite e lubrificate con dell'olio da massaggio, di mandorle, di cocco o qualsiasi altro olio delicato per massaggio. Siedi a fianco della tua donna in modo da poter sostenere un massaggio vaginale prolungato e intenso. Ricordati che prima di cominciare questa stimolazione la tua donna deve aver già provato due o più orgasmi da clitoride o altro. Deve essere sdraiata sulla schiena con le ginocchia alzate. Penetra dolcemente la sua vagina con le due dita ben lubrificate di due terzi della loro lunghezza, i polpastrelli verso l'alto. Adesso arcua le dita verso l'altro per tastare la parte superiore della vagina, ci sei! E' lì, non c'è bisogno di andare più lontano, si trova tra i 3 e i 7 centimetri dall'entrata della vagina, nei tessuti superiori.

A riposo, è praticamente impossibile individuarla, quando è eccitata invece, la Giga si gonfia e può prendere le dimensioni di un guscio di nocciola o di una mandorla, insomma va in erezione. La stimolazione deve cominciare con dolcezza, essere continua e non c'è un tempo indicativo. Una donna può raggiungere l'orgasmo dopo 1, 10, 20, 30, 60 minuti, non c'è regola. Tenetevi pronti anche per i 60 minuti. Tutto dipende da come ci si conosce e da com'è stata eccitata, poi bisogna tener conto dei cinque bloccaggi che ho descritto nel capitolo precedente. La costanza e la fiducia entrano in gioco. Una Giga eiacula esattamente come un pene durante l'orgasmo, a volte si viene subito, altre volte, ci vuole un sacco di tempo, altre volte invece, non c'è niente da fare. Per la Giga è la stessa cosa, va stimolata come un pene, si possono variare pressione, ritmo e posizioni, puoi aiutarti facendo pressione sul pube con l'altra mano, in modo da sentire le tue dita muoversi dentro di lei.

Come per il pene, non è perché non eiacula che bisogna smettere, bisogna continuare fino a che non succede qualcosa, e succederà. Cerca di sentire le sue emozioni con i tuoi polpastrelli, senti la Giga gonfiarsi, senti la sua vagina sempre più bagnata, senti anche il rumore delle tue penetrazioni, fanno gik gik.

Il momento sta arrivando, aumenta d'intensità e ritmo, continua con forza. Non aver paura di farle male, la vagina è disegnata per far passare un corpo umano di almeno due chili, l'utero è la parte più elastica e resistente di tutto il corpo. Quando comincia a eiaculare, continua ancora a stimolarla finché non senti la vagina contrarsi ed espellerti le dita. Lasciala riposare e assaporare da sola questo momento. Per aumentare il piacere metti una mano a coppa e picchiettale il pube.

Se non accade la prima volta dopo ore di stimolazione, non preoccupatevi, smettetela e non pensateci più. Rifatelo all'indomani, dopodomani ancora, di solito, la terza è quella buona. Concentrati sempre sulla preparazione, idealmente, falle il massaggio del risveglio sensuale. Una volta assorbito il primo orgasmo lascia passare almeno un minuto, lubrifica bene dita e vagina con l'olio, infila le dita e ricomincia a stimolarla andando su e giù sulla Giga. Il secondo orgasmo arriverà più rapidamente. La tua donna rimarrà con il corpo completamente teso durante l'orgasmo da Giga, al suo termine si rilascerà completamente in una sensazione di estasi. Adesso lasciale assaporare questo momento, riposati anche tu, ne hai bisogno, potrete continuare così per ore.

Più eiacula e più una donna si lava, si purifica, si libera dalle esperienze passate, svincola la propria libidine e lo stress. Accettate insieme questo fluido magico, con la pratica riuscirete a trovare le stimolazioni che funzionano meglio grazie alla comunicazione. È importante che la donna guidi il proprio partner, soprattutto per accentuare i ritmi e le pressioni che preferisce, anche se spesso, non lo sa nemmeno lei. I genitali hanno dei punti più sensibili di altri, ma non è indispensabile lo sfregamento meccanico di un'area ben precisa per raggiungere l'orgasmo. La cappella e la sua corona ad esempio, sono le parti più sensibili del pene, ma non è obbligatorio stimolarli per provocare l'orgasmo, qualsiasi altra parte può essere stimolata a questo scopo. Per la Giga bisogna avere lo stesso approccio del pene, stimolarla dappertutto e adattarsi alle reazioni della donna. Puoi anche cambiare posizione delle dita per stimolare la parete inferiore della vagina, è il momento di usare la posizione 3 dita rolling: indice, medio e anulare. Sempre con lei di fronte, il palmo della mano rivolto verso il basso, penetrala profondamente con tutta la lunghezza delle dita e comincia a fare dei movimenti di ripiegamento, come se volessi grattarla. Continua così finché non ti chiede di smettere.

Ricordo che le dita devono essere pulite e curate con le unghie corte per evitare graffi o lacerazioni, ogni penetrazione deve essere fatta sempre con adeguata lubrificazione e non deve mai essere forzata. Se non entra facilmente, significa che non è abbastanza eccitata e devi ricominciare con i preliminari.

Quando sarete allenati all'orgasmo da Giga, vi potrete divertire e abbinarlo a un orgasmo da clitoride. In questo caso usa contemporaneamente le due mani, una per la clitoride e l'altra per la Giga. Per una maggiore eccitazione puoi anche usare il pene o la lingua, per l'una o per l'altra Il godimento della tua donna schizzerà alle stelle con due orgasmi simultanei.

I ritmi giusti.

Come per tutte le stimolazioni da sfregamento i cicli migliori sono questi:

1. **Lento e dolce all'inizio.**

2. **Lento e veloce nel mezzo.**

3. **Veloce poco prima dell'orgasmo.**

4. **Lentissimo, quasi immobile all'inizio dell'orgasmo.**

5. **Velocissimo durante e dopo la fine dell'orgasmo.**

Alla fine dell'orgasmo da Giga è possibile che la sua vagina si chiuda ed espella le tue dita, non provare a rimetterle dentro, le potrebbe dare fastidio, lasciala riposare.

Per prolungare e aumentare l'intensità di questi orgasmi, ti consiglio di continuare tutte le altre stimolazioni: baciarsi, leccarsi, accarezzarsi, toccarsi per continuare a trasmettere energia sessuale attraverso tutte le parti del corpo.

10 L'arte della fellatio

Una volta mia madre mi disse che nella vita non bisogna pensare solo a ricercare il proprio piacere, bisogna anche fare delle cose che fanno piacere agli altri. "Ma mamma, i pompini esistono per questo!" Le ho risposto.
(Chelsea Handler)

Come si fa un pompino che lo manda in estasi?

Mentre non tutte le donne amano prenderlo in bocca (a 1 su 3 non piace), ti assicuro che tutti gli uomini adorano farselo prendere. Se sei una donna che non lo ama, ti consiglio di sforzarti un po' e seguire i miei consigli, avrai un compagno più felice e soddisfatto. Si dice che i migliori in questa pratica siano gli omosessuali perché lo stesso vale per il cunnilinguo. Evidente: in un corpo fatto come il nostro, riusciamo a percepire più facilmente le sensazioni che possiamo provocare con determinati stimoli. Cercherò qui di trasmetterti sia le tecniche, sia le sensazioni che possono provocare al tuo partner.

Divertiti!

Quando lo prendi in bocca fallo con divertimento. L'attitudine è tutto! L'attenzione e l'intenzione che applichi quando fai una cosa, ne determinano il risultato. Succhiare è un istinto primordiale, il nostro primo nutrimento dopo la nascita, è il legame con la nostra mamma, è piacere e conforto. Non può non piacerti succhiare! Succhiare provoca delle belle sensazioni.

Forza della mano.

Tante donne hanno paura di far male stringendo troppo il pene, niente paura ragazze! Il pene è resistentissimo e quando è in tiro, non sente niente. Il modo migliore di atteggiarsi con il pene e considerarlo come un manico di una racchetta da badminton, puoi stringerlo con la stessa forza senza pericolo di far male, anzi una presa stretta è sempre piacevole. Con questo non voglio dire che bisogna strizzarlo di continuo, si possono abbinare carezze e forti strette, senza timore. Evitiamo, però, di fare la stessa cosa con i testicoli che al contrario sono delicati.

La bocca, i denti e la lingua.

La bocca gioca il ruolo più importante nella fellatio, usa tutto il suo potenziale senza timore, per provocargli il piacere più profondo. Usa le labbra con la loro delicatezza, baciagli il glande, il tronco, i testicoli. Fai lo stesso con la lingua. Non aver paura di fargli del male con i denti, se non vi muovete troppo velocemente, non potrai fargli nulla. Quando hai il pene in bocca, usa la lingua, continua a stimolarlo, inspira per creare una decompressione e far aderire anche le parti laterali della bocca. Più stretto è, più gode. Per quanto riguarda la profondità, vedi tu fino a dove puoi arrivare, sappi che per lui più è profondo e più lo eccita.

Fatti vedere.

La vista della tua donna che te lo prende in bocca, è un'immagine molto eccitante. Goditi anche tu questo momento di erotismo, lasciati andare in espressioni appassionate ed eccitanti. Guarda le sue reazioni. Alzati i capelli e che coprono il viso affinché veda il suo pene penetrarti in bocca. Fai delle pause e guardatevi negli occhi di tanto in tanto.

Posizione migliore: lui sdraiato e tu sopra, in ginocchio di lato, davanti o in 69.

Questa è la posizione preferita di un uomo, è rilassato, non deve fare niente per essere coccolato e quando arriverà l'orgasmo, potrà rilasciare completamente tutti i muscoli del corpo. In queste posizioni, può vederti quando vuole alzando la testa e tu, godi del miglior campo d'azione per i movimenti della schiena, del collo e delle mani. Se hai il seno adatto, puoi anche giocare a fargli la classica spagnola, sarebbe il massimo, se non hai un seno prominente abbastanza da stringere dentro il pene non fa niente, divertiti a strofinartelo tra i capezzoli.

Movimento della mano.

Il movimento della mano gioca un ruolo importante per il raggiungimento dell'orgasmo del tuo uomo, bisogna saper aggiustare il ritmo, la pressione e le traiettorie. La tua mano dovrà sostituire le pareti della tua vagina e adattare i ritmi di penetrazione ideali che portano il tuo partner all'orgasmo. La mano, nell'andare su e giù, può anche fare un movimento rotatorio sul suo asse, come per accelerare su una manopola di moto, aumentando la stimolazione. Ricorda di stimolare anche i testicoli con l'altra mano, aumenta l'eccitazione.

Se vuoi rimandare il momento dell'eiaculazione, quando senti che sta per venire, stringilo forte con la mano e prendilo in bocca tentando di immobilizzarlo il più possibile. E' il preludio per farli vivere orgasmi multipli ripetuti, facendo così, allunghi il tempo dall'inizio dell'orgasmo, all'eiaculazione. Gli uomini associano l'orgasmo all'eiaculazione e non sanno che possono essere dissociati. Ritardando l'eiaculazione, l'orgasmo si prolunga e comincia a fargli capire questa dissociazione. Sia tu che il tuo partner dovete allenare i muscoli PC e imparare a trattenere i flussi per lui, stimolare le pareti vaginali, per lei. Quando sarete in grado di controllarli, soprattutto lui, potrà avere orgasmi multipli ripetuti e prolungati senza eiaculare. Non avrà più bisogno di riposare tra uno all'altro, potrà continuare ad averne di ripetuti, come una donna.

Ingoiare o sputare?

Se ingoi, sarai più apprezzata dal tuo uomo che lo considera come un segno d'amore, rispetto... e porcaggine (ci sta). Lo sperma, secondo un recente studio ha anche delle proprietà benefiche: contiene minerali, endorfine e vitamine che oltre a farti bene al corpo, danno una sprizzata di buonumore al tuo cervello. Quando ha un buon gusto, è più facile, i fumatori hanno uno sperma amaro, i vegetariani l'hanno dolce e i vegani naturalmente, hanno il gusto migliore.

Se non vuoi proprio ingoiare, ti consiglio di farlo comunque venire in bocca e lasciare che lo sperma fuoriesca dai lati. È molto più eccitante per entrambi, evita di trattenerlo in bocca, aspettando il buon momento, per schizzare a sputare in bagno dopo aver comunicato a mugugni.

Nota Bene: *Uno studio condotto da un team di scienziati della Columbia University, afferma che bere sperma fa bene alla salute! La conclusione porta ad affermare che bere lo sperma maschile contribuisca a far ingerire alla donna importanti elementi nutritivi. Proteine, fruttosio e vitamina C sono contenuti nel liquido seminale e potenzialmente benefici per la donna. Il colore bianco del liquido è dovuto alla secrezione della prostata contenente enzimi, acido citrico, lipidi e la fosfatasi acida. A quanto pare, sarebbero anche molte le femmine di alcune altre specie animali a "consumare" abitualmente lo sperma maschile. Una sorta di surrogato del cibo, poiché i valori nutritivi sarebbero equiparabili e sufficienti a sostenere il proprio corpo. Inoltre, assumendo regolarmente liquido seminale, secondo lo studio, le donne vedrebbero aumentare la propria fertilità, rinforzarsi il sistema immunitario e migliorare di fatto, le condizioni generali della salute.*

Dopo l'eiaculazione continua a pompare.

L'orgasmo non termina con la fine dell'eiaculazione, puoi prolungarlo continuando a pompargli il pene, tenendolo ben stretto con la mano. Stringilo forte e pompa velocemente, continua finché non ti dirà basta, a volte l'erezione scompare subito, altre volte invece, perdura per diversi minuti. Ricordati che un uomo dopo l'eiaculazione ha bisogno di almeno 15 minuti di riposo per sostenere una nuova erezione.

Parlagli!

Le parole giuste aumentano l'eccitazione. Digli che ti piace prenderlo in bocca, che ha un buon sapore, che è duro, che ti eccita succhiarlo. Parlagli, digli quello che stai provando e chiedigli di dirti quello che sente, senza freni. Se scappano parolacce e ti urtano, lascia stare, è solo perché non sei abituata a sentirle nella sua bocca. Accettale senza giudicare e reagisci solo se esagera. Se ingoi, digli che adori quando ti viene in bocca, adori il suo sperma. Fallo sentire super.

La ciliegina sulla prostata.

Come stimolargli la prostata per fargli avere un orgasmo stellare. La prostata sta all'uomo come la Giga sta alla donna. Entrambi ce l'hanno, pochi sanno che può essere stimolata, pochissimi sanno come stimolarla e ancor meno, la stimolano o se la fanno stimolare. Ebbene è arrivato il momento di prendere il coraggio d'infilare un dito nell'ano del tuo partner per accarezzargli la prostata. Sei pronta? (se ti senti più a tuo agio, puoi anche usare un profilattico sul dito o uno di quei guanti sottili usa e getta in silicone).

Ti assicuro che la prima volta anche lui non sarà suo agio, è probabile che l'unica penetrazione che abbia provato nella sua vita, sia stata fatta da supposte o termometro rettale. E' possibile che consideri la penetrazione del suo deretano come un atto di perversione omosessuale e non conosca l'orgasmo da prostata! Aspettati della riluttanza. Quando ci riuscirete, il tuo dito, la tua mano e la tua bocca lo faranno decollare verso il paradiso degli orgasmi.

Dai, in fondo è semplice: mentre gli fai un pompino, infilagli l'indice o il medio nell'ano ed esplora in cerca della sua prostata. Si tratta di sentire una protuberanza che varia in dimensioni dalla ciliegia all'albicocca, una volta trovata, stimolala come fosse la tua clitoride e osserva le sue reazioni. L'orgasmo da prostata potrebbe arrivare prima, dopo o durante l'eiaculazione. Chiedigli cosa sente e lasciati guidare dalle sue sensazioni.

Attenzione: la prostata è delicatissima! Non deve mai essere stimolata con irruenza perché potrebbe subire danni ai tessuti! Mi raccomando: unghie cortissime e pulite, usare la massima delicatezza.

Piccoli segreti: se usi anche il metodo dei bloccaggi dell'uretra per impedire l'eiaculazione potrai fargli avere degli orgasmi multipli, uno dopo l'altro.

11 Orgasmi al maschile

Fare sesso a 90 anni è come giocare al biliardo e cercare di bocciare con una corda al posto della stecca.
(George Burns)

Più di 2000 anni fa i Taoisti descrissero l'importanza del non eiaculare nel "Discorso del più elevato Tao sotto il cielo":

"Se è un uomo ha un amplesso senza versare il suo seme, la sua essenza vitale è rinforzata. Se lo fa per due volte, la sua vista il suo udito diventano chiari. Se lo fa tre volte, tutte le sue malattie spariranno. La quarta volta inizierà a sentire la pace interiore. La quinta volta il suo sangue circolerà potente. La sesta volta i suoi genitali acquisiranno nuove abilità. La settima volta le sue cosce e le sue natiche diventeranno sode. L'ottava volta il suo corpo sprizzerà di salute. La nona volta la durata della sua vita aumenterà".

Ok forse gli antichi maestri esageravano un po', ma avevano capito un concetto essenziale: i benefici della conservazione dello sperma.

Orgasmi multipli maschili.

Gli uomini sono abituati ad associare l'orgasmo con eiaculazione. Pochi sanno che si possono dissociare. L'eiaculazione provoca un gran dispendio di energia e bisogna riposarsi prima di averne di nuovo abbastanza da generare un altro orgasmo. Questo fatto rende impossibile avere orgasmi multipli ripetuti, come per le donne.

Imparare a trattenere l'eiaculazione durante l'orgasmo è la chiave per raggiungere orgasmi ripetuti e multipli, per riuscirci bisogna avere i muscoli PC in gran forma.

Censimento di spermatozoi.

Adesso un po' di matematica per capire come la produzione di sperma sia così sfiancante per il corpo. Un'eiaculazione contiene da 50 a 500 milioni di spermatozoi (a volte i ricercatori compiono ingrate missioni: contare milioni di spermatozoi, è una di queste. Ma se la polizia tedesca non riesce neanche a contare il numero di partecipanti a una manifestazione anti Euro, usando telecamere e droni, che affidabilità può avere una conta fatta al microscopio? Le stime variano da 50 a 500 milioni... Un ricercatore non potrebbe mai lavorare per un commercialista). Anche se ci sono delle controversie, le ultime teorie rivelano che più della metà di essi sono sterili, sta di fatto che anche se la metà fossero fertilizzati con un ovulo, in una o due eiaculazioni, si potrebbe ripopolare tutta l'Italia. Anche se il corpo produce spermatozoi tutti i giorni, questa facoltà non deve essere sottovalutata.

Secondo il Tao, se il tuo corpo non ha bisogno di rimpiazzare questi spermatozoi, può utilizzare l'energia risparmiata per rinforzare corpo e mente. Nella pratica Taoista questa energia è usata per migliorare salute, creatività e crescita spirituale. Ogni volta che eiaculi, il tuo corpo si prepara per creare una nuova vita. Sempre secondo il Tao, tutti gli organi e le ghiandole del corpo rilasciano la loro miglior energia chiamata *Energia Orgasmica*. In tante specie animali una volta che questa energia è stata data, una volta che il seme se è stato perso, il corpo dell'animale comincia a deteriorarsi. I salmoni ad esempio, muoiono poco dopo aver inseminato la femmina, lo stesso vale per tante specie d'insetti.

Chi conosce le basi del giardinaggio sa che tante piante muoiono oppure vanno in letargo, dopo aver fiorito o generato frutti. Secondo il "Comportamento sessuale dell'uomo maschio" (più conosciuto come il rapporto Kinsey), un uomo eiacula in media 5000 volte nell'arco della vita; alcuni lo fanno molto, molto di più. Durante la sua attività sessuale (incluso quella passata rinchiuso nel bagno), un uomo eiacula almeno 1 trilione di spermatozoi. La maggior parte delle volte però, quando facciamo l'amore non per procreare ma per il piacere, non c'è nessun bisogno di sprecare il nostro seme e consumare il nostro corpo.

Come prolungare l'erezione senza Viagra.

Volevo intitolare questo libro: i vegani non hanno bisogno di Viagra. Dopo le insistenze del mio di direttore e le crisi isteriche della direttrice del marketing ho cambiato idea. A parte gli scherzi...

L'erezione è determinata dall'irrorazione di sangue nel tessuto spugnoso del pene, non è solo un fenomeno psicologico, è anche fisico. Per avere e sostenere una bella erezione che duri il ciclo di 45 minuti, bisogna avere una buona circolazione e un cuore in forma. Come fare?

Bisogno alcalinizzare il corpo: mangiare frutta e verdura, diminuire o ancor meglio, eliminare tutti gli alimenti bianchi raffinati: zucchero bianco, farina bianca 00 e sale. Sostituirli con zucchero di canna grezzo, farina integrale e sale naturale tipo Himalaya o grigio. Bere tanta acqua, spremute, centrifughe, evitare caffè e alcolici, smettere di fumare e dormire di più.

Un'alimentazione sana, idealmente crudista, abbinata a esercizi fisici di almeno ¼ d'ora al giorno, mantengono il tuo corpo in splendida forma, migliorando la circolazione sanguigna. Adesso parliamo di erezione, attenzione con questo non intendo proporre delle soluzioni a chi soffre di disfunzione erettile, bensì spiegare come prolungare la durata dell'erezione:

1. Masturbarsi prima della penetrazione. Da solo o con lei, una o più masturbazioni con orgasmo trattenendo l'eiaculazione, diminuiscono la sensibilità del pene e lo stimolo eiaculatorio durante la penetrazione. Semplice ma efficace

2. Controllare la respirazione. La respirazione permette di controllare e cambiare lo stato biologico del corpo. Avrai notato che quando si avvicina l'orgasmo. La respirazione aumenta di ritmo, se vuoi rimandare l'eiaculazione, devi solo respirare più lentamente e profondamente quando sentì arrivare la voglia di eiaculare.

3. Pensare ad altro. Il solito trucchetto, sempre efficace quando sei alle prime armi, che cambia diametralmente quando acquisisci competenze tantriche. Immagina qualcosa di poco eccitante o addirittura triste e spiacevole, diminuirà la tua libido per quell'istante necessario ad allontanare l'eiaculazione.

4. Allenare i muscoli PC con esercizi di tensione e stretching. I muscoli PC permettono di trattenere e bloccare l'eiaculazione, aumentando la durata della tua erezione.

5. Seguire i ritmi. L'erezione persiste solito per 45 minuti, poi s'indebolisce per una decina o 15 minuti. Si tratta di un intervallo fisiologico necessario per il corpo che deve irrorare di sangue anche altre parti del corpo. Lascia quindi che si afflosci senza timore, si sta ricaricando per ricominciare tra poco per altri turgidi 45 minuti.

Conosci te stesso.

Se vuoi diventare multi orgasmico, devi conoscere il tuo corpo, la tua capacità erettile e i tuoi ritmi eiaculatori.

Il tuo corpo.

Anatomia organi sessuali maschili

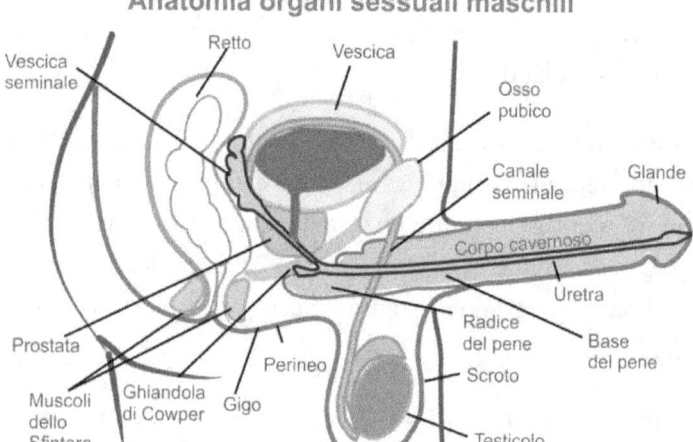

Figura 19

Il pene.

Quando un uomo pensa alla sua sessualità, pensa al suo pene. Stranamente ci sono ancora tanto mistero e disinformazione su quest'organo, apparentemente così semplice. Per cominciare, non ci sono né ossa nei muscoli e non puoi ingrandirlo come fai con i bicipiti. Da cinque a otto cm del tuo pene sono radicati nel corpo tra i muscoli PC, è possibile fortificare questi muscoli per avere erezioni e orgasmi più potenti, e un miglior controllo dell'eiaculazione.

I testicoli.

Tutti sanno che lo sperma è prodotto nei testicoli, ma non tutti sanno che la temperatura del corpo è troppo alta per la produzione degli spermatozoi. Per questo i testicoli sono all'esterno del corpo, quindi mutande e vestiti caldi possono minare la conservazione di spermatozoi. I canali seminali sono dei resistenti tubicini che vanno dai testicoli alla prostata. Lo sperma risale questo tubicino fino a raggiungere la vescica seminale e la prostata, mischiando le loro secrezioni prima dell'eiaculazione. La secrezione della prostata costituisce circa un terzo del liquido eiaculatorio ed è responsabile del suo colore biancastro. Gli spermatozoi costituiscono solo una minima parte dell'eiaculazione ed ecco spiegato perché non diminuisce dopo una vasectomia.

Un'altra funzione dei testicoli è quella di gestire il flusso di sangue che gonfia il corpo cavernoso per produrre l'erezione.

La Prostata.

La prostata è la ghiandola che si trova al centro delle pelvi, proprio sotto l'osso pubblico e sopra il perineo. La maggior parte degli uomini ha sentito parlare della prostata solo perché legata al tumore che colpisce ormai, un terzo della popolazione occidentale sopra i sessant'anni. Avere una prostata in piena salute è importante per evitare i rischi di tumore e vivere una vita sessuale soddisfacente. Tanto sesso, esercizi di rinforzo e massaggi aiutano a mantenere la tua prostata in piena salute. La prostata, come la Giga per le donne, è spesso molto sensibile alla stimolazione sessuale. Gli autori del libro "Il punto G" l'hanno chiamata infatti "il punto G maschile" affermando: "nell'uomo esiste un orgasmo provocato dal pene e uno provocato dalla prostata".

Testimonianze spiegano che gli orgasmi da prostata sono diversi da quelli da pene, sia a livello emotivo che fisico. Sempre gli autori del "Punto G" parlano di similarità tra orgasmo clitorideo e orgasmo da Giga. Come la Giga, la prostata diventa sensibile al massaggio erotico solo quando un uomo è eccitato e si avvicina il momento dell'orgasmo. Questo spiega perché il check-up della prostata di un medico è così diverso dalla stimolazione della prostata, nel letto con la tua partner.

La prostata può essere stimolata esternamente attraverso il perineo e il Gigo oppure direttamente attraverso l'ano. Bisogna essere snodati per individuarla da soli. La migliore posizione è:

sdraiato nel letto, ginocchia in alto con i piedi appoggiati, oppure con le cosce ai lati dello stomaco. In questa posizione puoi inserire un dito ben lubrificato nell'ano per esplorarne l'interno. Sentirai un qualcosa delle dimensioni di una noce a 3 o 5 cm sulla parte frontale del retto. Accarezzala dolcemente avanti e indietro. Così facendo, oltre a stimolare la prostata attivi anche i terminali sensibili che si trovano sulle pareti del retto.

Attenzione!!! *La prostata è una ghiandola molto delicata, fragile e sensibile e va stimolata con la più grande delicatezza per evitare il rischio di danneggiarla.*

Se tu e la tua partner siete pronti a farlo col dito, i risultati saranno più soddisfacenti, altrimenti potete limitarvi alla stimolazione esterna. Massaggiando perineo e Gigo dall'esterno, si stimola direttamente la prostata. Quando la stimolazione della prostata porta all'eiaculazione, avviene una fuoriuscita lenta di fluido, senza i fiotti caratteristici dell'eiaculazione da pene. Attenzione, questa stimolazione è molto sensibile e intensa, sarà difficile controllare le tue reazioni e i tuoi ritmi come con il pene. Andateci piano agli inizi ;-).

Il Perineo.

Per i Taoisti, Il perineo è uno dei punti fondamentali della sessualità, chiamato anche "porta della vita o della morte". Il suo ruolo nel bloccare l'eiaculazione fu tenuto gelosamente segreto. Sul perineo, proprio davanti all'ano, si trova il Gigo. Questo punto chiamato originariamente "Il punto da un milione di pezzi d'oro" che rappresentava il prezzo da pagare affinché un maestro Taoista t'insegnasse i suoi segreti. (con Rosso Tigre fai un bel risparmio!)..

I Muscoli sessuali.

I muscoli pubo coccigei, o muscoli PC, sono un gruppo importante di muscoli pelvici che vanno dall'osso pubico fino al coccige. Questi muscoli sono alla base della tua salute sessuale ed essenziali per diventare multi orgasmico. Troverai nelle prossime pagine i migliori esercizi per rinforzarli. Se in passato ti è mai capitata una lunga permanenza forzata a letto, oppure l'ingessatura di un arto, avrai capito quanto la mancanza di movimento possa atrofizzare rapidamente i muscoli. Lo stesso vale per i tuoi muscoli sessuali.

Attenzione: *il pene tende a ritirarsi nel corpo se non viene usato regolarmente. Sebbene non sia composto principalmente da muscoli, tende lo stesso ad atrofizzarsi. Tienilo in esercizio costante.*

L'Ano.

Come tanti uomini, sia gay che etero sanno, la sua prossimità con la prostata e la sua alta concentrazione di terminali nervosi, fanno dell'ano una zona fortemente erogena. Molte persone si preoccupano del fatto che l'ano sia sporco e considerano innaturale, stimolarlo sessualmente. È certo che l'ano deve essere ben pulito prima di essere stimolato e può in ogni caso essere fonte di batteri, quindi bisogna sempre lavarsi prima di stimolare altri punti come la vagina, ad esempio.

Resta il fatto che la sua sensibilità alla stimolazione sessuale è evidentemente naturale. Molti eterosessuali temono di essere gay o diventare gay dopo aver sperimentato i piaceri della penetrazione anale. Nonostante tutto non esiste una relazione tra i due, ci sono sia omosessuali che eterosessuali che la praticano con soddisfazione.

I capezzoli.

Molti uomini sono sorpresi di sapere che i loro capezzoli sono sensibili. Altri uomini hanno bisogno di stimolazioni regolari per risvegliare la loro sensibilità. La stimolazione dei capezzoli è fra le più sottovalutate e inesplorate pratiche sessuali per l'uomo.

La tua energia.

Capire il funzionamento dell'energia nel tuo corpo ti permette di espandere gli orgasmi genitali in orgasmi Full Body, e usare l'energia sessuale per migliorare creatività e salute. La medicina cinese conosce da tempo l'efficacia dell'energia sessuale come terapia di guarigione. (adoro i medici cinesi ;)).

Lo stato di eccitazione (arrapamento).

È importante conoscere il ritmo del proprio arrapamento. Gli uomini di solito non lo conoscono, passano dallo stato di erezione all'eiaculazione come se facessero uno sprint agonistico. Quando sei arrapato, i tessuti cavernosi del pene sono irrorati di sangue per provocare l'erezione. A pene eretto, l'irrorazione termina perché delle valvole chiudono il passaggio del sangue, per mantenere i tessuti impregnati e sotto pressione, come il nodo a un palloncino. Se vuoi diventare multi orgasmico devi imparare a capire e gestire il tuo stato d'arrapamento: a che velocità lo sei, quanto dura, quante volte al giorno, come arriva, ecc..
Devi essere cosciente di come funzioni!

I neonati hanno delle erezioni spontanee più volte al giorno, queste erezioni continuano nell'età adulta. Anche durante il sonno notturno, il maschio vive dalle tre alle sei erezioni. Questo dimostra che avere diverse erezioni durante le 24 ore, rappresenta un comportamento assolutamente naturale del nostro corpo. Dai non mentire, è capitato a tutti di non riuscire ad avere un'erezione in un rapporto sessuale. Alcuni lo chiamano *"il volere del pene"*, in effetti, non è la stessa relazione che si ha con i muscoli, il pene può disobbedirti e non potrai farci niente!
Il famoso scrittore Alberto Moravia ci dedicò addirittura un libro dal titolo "io e lui", nel quale il pene non viene considerato come un organo, ma come un vero compagno d'avventura, con una propria personalità. (Cari psichiatri ci pensate quando fate le vostre diagnosi sulle sindromi bipolari?).
Quando un uomo non riesce ad avere un'erezione si dice che non ha più potenza: è "impotente". Si tratta di una definizione forte. Ci possono essere diverse cause di quest'impotenza, può essere passeggera, dovuta a dei momenti di stress e mancanza di concentrazione, di eccitazione, di solito passa subito, ma se persiste, è meglio darsi da fare per cercare una soluzione. Se pratichi regolarmente gli esercizi descritti qui e i Cinque Tibetani, segui un'alimentazione sana, preferibilmente Vegana, e uno stile di vita equilibrato, non dovrai preoccuparti di questi problemi.

I quattro stadi di un pene in erezione.

1. Pronti
2. In posizione
3. Partenza
4. Traguardo

Pronti: quando comincia a muoversi, gonfiandosi per l'erezione.

In posizione: quando si è rizzato, ma non è ancora abbastanza rigido per la penetrazione.

Partenza: quando è in piena erezione e ideale per la penetrazione.

Traguardo: quando è bello duro e si prepara all'eiaculazione con i testicoli che rientrano nel corpo.

Non sono i termini usati da Taoisti, Tantristi o Urologi, ma trovo che si adattino bene e che siano molto facili da memorizzare. Nota Bene: La tua erezione riflette il tuo livello d'arrapamento e non sa mentire.

Il segreto della sessualità maschile.

Con il tempo e l'esperienza, riusciamo a controllare meglio il nostro arrapamento per prolungare l'erezione e soddisfare la nostra donna. Riusciamo rimandare il momento dell'eiaculazione grazie ai piccoli sotterfugi, come ad esempio, pensando ad altro. Il vero controllo dell'eiaculazione però, non proviene dall'ignorare il proprio arrapamento, si basa al contrario, sulla sua consapevolezza più profonda.

Per raggiungere il piacere sessuale, un uomo deve rilassarsi e lasciarsi andare, in questo modo però corre il rischio eiaculare, perché si è lasciato troppo andare!   oppure far ammosciare l'arrapamento e... tutto il resto.

L'eiaculazione.

- **Fase contrattile**
- **Fase espulsione**

L'espulsione dello sperma avviene in due fasi. In quella contrattile (a volte chiamata emissione), la prostata si contrae e invia lo sperma nell'uretra. Nella fase dell'espulsione, lo sperma viene pompato nell'uretra e fuori dal pene. Quando diventi multi orgasmico vivi solo l'orgasmo della fase contrattile, conservando lo sperma. Avrai comunque delle perdite spermatiche provenienti dalla prostata e altre ghiandole come quella di Cowper.

Anche se nei corsi di educazione sessuale scolastica, ve l'avranno menata sulla pericolosità di gravidanza causata da queste innocue gocce, questi signori non sanno che anche se ci fossero degli spermatozoi non è detto che siano fertili. Infatti la metà dei milioni di spermatozoi emessi durante un'eiaculazione, sono sterili! Il loro unico compito è di aiutare gli spermatozoi fertili a raggiungere l'ovulo, ma attenzione, non si tratta di una lotta, bensì di un gioco di squadra. Darwin ha toppato anche stavolta.

Non sono certo i pochi spermatozoi di questo liquido possano essere in grado di compiere questo magico evento! I Taoisti chiamano questo liquido "acqua" (ok, non possono anche essere mastri di creatività letteraria), la cui funzione non è l'inseminazione dell'ovulo, bensì la lubrificazione del pene per la penetrazione.

Non eiaculare può far male?

No tranquillo! I Taoisti praticano queste tecniche da migliaia di anni senza registrare nessun tipo di effetto negativo, anzi, degli studi statistici provano un miglioramento nella salute e nella longevità.

Quel che succede a livello chimico è stato analizzato, ci spiegano che trattenere lo sperma permette al nostro corpo di assorbire tutte le endorfine prodotte durante la fase d'eccitamento e d'orgasmo. Le endorfine sono un elisir di benessere e felicità per corpo e psiche, una botta di vita insomma.

L'orgasmo maschile.

L'orgasmo maschile ondeggia sul precipizio dell'eiaculazione. Se ti sporgi troppo, rischi di cadere nel vuoto di una spossatezza post eiaculatoria. Anche se molti uomini continuano a provar piacere dopo l'eiaculazione, davvero tutti, si trovano svuotati fisicamente e mentalmente, con evidenti ripercussioni sull'eccitazione e sull'erezione che richiedono lunghi tempi di recupero.

In casi estremi avviene una vera depressione che può durare giorni prima di essere assorbita. Questa condizione è stata osservata e studiata, si chiama "sindrome post coito". Quando impari a trattenere l'eiaculazione invece, provi orgasmi prolungati e ripetitivi che ti ricaricano di energia.

Potenziale Orgasmico dell'uomo.

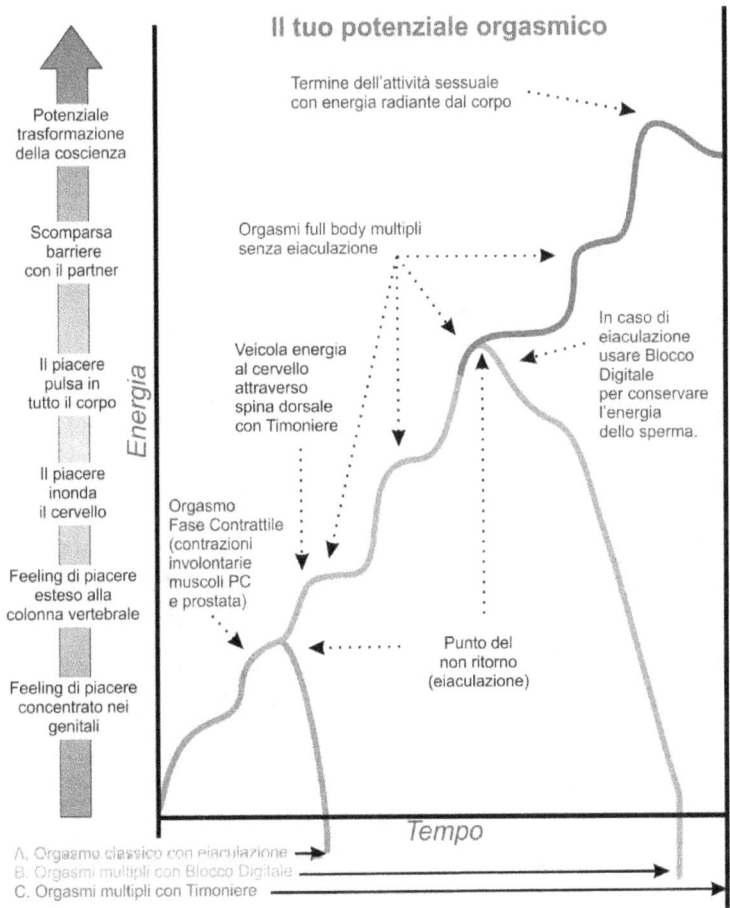

Figura 20

Invece del solito Bang Bang A, con la pratica puoi riuscire a prolungare e aumentare le sensazioni trattenendo l'eiaculazione e provando orgasmi multipli B. Con la pratica del Timoniere riuscirai a raggiungere uno stato d'estasi C.

Durante la fase contrattile, sentirai una serie di contrazioni della prostata che durano dai tre ai cinque secondi. Questi orgasmi pelvici variano d'intensità, ma possono essere simili a quelli della fase di espulsione. Invece di superare la fase del non ritorno dell'espulsione, ti fermi e non vai oltre, aiutandoti con la pressione digitale oppure tendendo tutti muscoli PC intorno alla prostata.

Tutte azioni che permettono di controllare gli spasmi e darti il tempo di veicolare l'energia dei genitali verso il cervello, attraverso la spina dorsale. Riuscirai così ad avere orgasmi contrattili multipli e potrai seguire più facilmente il ritmo della tua compagna.

Muscoli PC maschili.

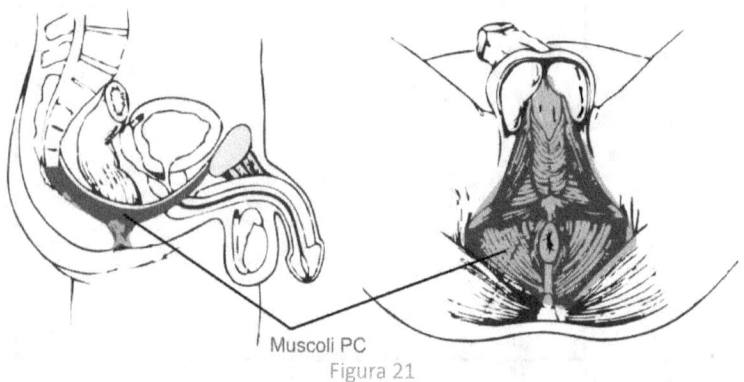

Muscoli PC
Figura 21

Praticare il blocco digitale per bloccare l'eiaculazione.

Anche se dovesse sembrare ovvio, lo ripeto, per funzionare è necessario che l'erezione sia a livello Partenza. Solo in questo caso si riesce a chiudere l'uretra grazie alla rigidità delle pareti del pene in erezione. La posizione delle dita è anch'essa molto importante perché bisogna praticare una pressione forte e prolungata.

Blocco digitale

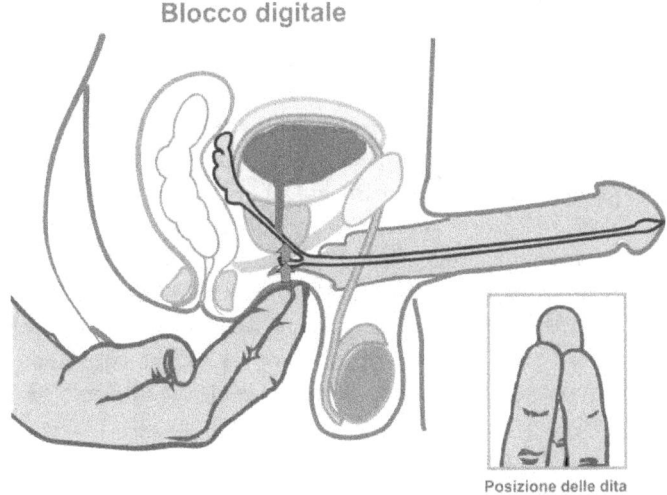

Posizione delle dita

Figura 22

Piccoli segreti: *il segreto sta nel capire in modo approfondito il funzionamento degli organi sessuali, l'eccitazione e l'orgasmo. Imparerai a indirizzare la tua energia orgasmica verso l'alto godendoti gli orgasmi Full Body, ma ci vorrà del tempo e tanta pratica. All'inizio ti sembrerà contro natura, pian piano, facendoti aiutare dalla tua donna, otterrete dei risultati straordinari.*

Lei: Ma sei fantastico a letto!
Lui: Lo credo mi sono allenato da solo per anni.
(Woody Allen)

Separare l'orgasmo dall'eiaculazione, in selfie.

Per riuscire a controllare l'eiaculazione devi conoscere molto bene il tuo corpo e i tuoi organi genitali. Il miglior modo (non ci son cazzi che tengano! E qui ci sta tutto) per farlo è la masturbazione. Nella nostra cultura, la masturbazione oltre ad essere criminalizzata come peccato lussurioso, è stata spacciata come colpevole di cataratte oculari o arma di distruzione di neuroni. In effetti, quando un maschio adolescente avviluppato da cariche ormonali, nonostante le fuorvianti raccomandazioni dagli adulti, scopre la masturbazione e il piacere dell'orgasmo, potrebbe esagerare in termini di quantità. Se si fa 4 o 5 seghini al giorno a 14 anni, potrebbe diventare poco ricettivo alle lezioni di trigonometria. E allora lì, son d'accordo. Quello che Taoisti e Tantristi capirono migliaia di anni fa, è che questo indebolimento psicofisico non è determinato dal piacere orgasmico o dallo sforzo muscolare, bensì dalla perdita dello sperma. Si sono dati un sacco da fare, osservato, studiato per trovare una soluzione... e ci sono riusciti! Hanno perfezionato delle tecniche che ora ti svelerò. La masturbazione come tante altre attività ludiche, deve essere considerata, anzi riconsiderata, per tutti i suoi benefici, a patto di preservare lo sperma.

Il Dr. Wardell Pomeroy fa capire nel suo libro "Boys and sex" (Ragazzi e sesso), quanto la mentalità occidentale voglia affossare questa pratica e di conseguenza la conoscenza della propria sessualità. Lo spregiudicato Dr. Pomeroy è arrivato alla conclusione che una delle ragioni principali dell'eiaculazione precoce, è provocata dall'abitudine dei ragazzi a masturbandosi di nascosto e venire il più in fretta possibile, per non essere scoperti dai genitori. (ti ricordi le bussate alla porta del bagno con tua madre che ti chiede se va tutto bene e tu stai venendo proprio in quel momento sul bidet, ricerchi il respiro e rispondi con una voce strozzata: SISSI!). E' anche una delle ragioni che provoca silenzi durante il rapporto, quando invece tutto quello che vorresti fare è di sguinzagliare i tuoi urli di gioia a squarciagola. La masturbazione, nella maggior parte dei casi, soprattutto per l'uomo, rappresenta il primo approccio con il sesso. Avere un buon approccio fin dall'inizio, ti permetterà di avere una vita sessuale serena e creativa.

Cambiare l'approccio da adulto, oltre ad essere fattibile, è un passo necessario nell'ascesa della sessualità, sia individuale che in coppia.

Per conoscere la propria sessualità bisogna sostituire lo spirito del sotterfugio con uno spirito di benessere, di miglioramento, di performance, prendere tutto il tempo che si vuole per apprezzare a fondo le sfumature della propria sessualità. Con questo, non deve essere un'alternativa all'amplesso di coppia, solo un altro modo di vivere un benessere orgasmico.

Una recente indagine ha svelato che almeno il 70% dei partner in coppia, sia uomo che donna, si masturbano regolarmente. Vallo tu a trovare un padre, un amico o un docente scolastico, che ti spiega l'arte della masturbazione! Nonostante i cambiamenti di costumi e mentalità, la masturbazione viene ancora oggi occultata come fosse un'attività vergognosa.

Pochi ricorderanno che Papa Woytila l'ha legalizzata una ventina d'anni fa e allora, ecco il tuo primo corso sulla masturbazione:

Piccoli segreti: *usa quello che più ti piace per eccitarti: film porno, riviste, foto, oggetti, insomma, sei da solo, lasciati andare. Poi una volta eccitato, concentrati solo su te stesso e lascia perdere gli stimoli esterni al tuo corpo.*

Orgasmo selfie.

1. Inizia con il lubrificarti il pene con un olio delicato da massaggio (più che gli oli prodotti dai fabbricanti di profilattici, consiglio di usare olio di mandorle o di cocco).
2. Prima di concentrarti sui genitali, accarezzati altre parti del corpo come le cosce, la pancia, le natiche e i capezzoli.
3. Comincia a strusciare, palpare, accarezzare i tuoi genitali: pene, scroto e testicoli, perineo, Gigo. Fallo con calma, come se stessi scoprendo i genitali della tua donna, magari davanti a uno specchio.

4. Presta attenzione ai livelli della tua eccitazione: le tensioni alla radice del pene, i diversi stadi dell'erezione, l'aumento del battito cardiaco e la respirazione.

5. Quando ne senti la voglia, comincia a pompare con la mano e ricordati di stimolare tutta la superficie del pene

6. Se senti avvicinarsi la fase dell'eiaculazione, stoppati e riposa. Cerca di notare le contrazioni dei muscoli PC e dell'ano che avvengono durante la fase contrattile. Per aumentare le sensazioni, puoi anche provare a tendere i tuoi muscoli PC intorno alla prostata. (Non sorprenderti se ci vorrà del tempo prima di riuscire ad avere un orgasmo senza eiaculazione, continua, ci vuole pratica).

7. Una volta ripreso il controllo, puoi ricominciare tutto le volte che vuoi, per tutto il tempo che vuoi.

Orgasmo selfie 2.0.

1. Inizia sempre con la lubrificazione del pene.

2. Prima di concentrarti sui genitali, accarezzati altre parti del corpo, soprattutto i capezzoli.

3. Comincia a strusciare, palpare, accarezzare i tuoi genitali e pompare il pene.

4. Presta attenzione ai livelli di eccitazione che precedono il coito: un pizzicore sulla punta del glande, il rientrare nel corpo dei testicoli, battito cardiaco e respirazione.

5. Quando si avvicina il punto del non ritorno, fermati, respira e contrai leggermente i muscoli PC che circondano la prostata. Puoi anche ritardare l'eiaculazione pressando il Gigo con le dita (vedi Blocco digitale). L'obiettivo principale rimane quello di fermarsi in tempo, due o tre colpi prima del coito.

6. Se senti che la tua energia sessuale diventa incontrollabile, cerca di incanalarla verso l'alto attraverso la spina dorsale, tendendo e rilassando più volte i muscoli PC. Se ti senti

ancora troppo eccitato per controllare gli eventi, fermati per 10 o 20 secondi, praticando la respirazione ventrale.

7. Cerca di osservare le contrazioni dell'ano e dei muscoli PC durante la fase contrattile dell'orgasmo.

8. Dopo aver raggiunto diverse volte il picco senza eiaculare, fermati. Sentirai una piacevole energia. Cerca di notare la tua energia sessuale circolare in tutto il corpo, come un formicolio, un prurito, dei brividi.

Come fa un uomo ad avere orgasmi ripetuti multipli?

L'orgasmo maschile, esattamente come quello femminile, può essere ripetuto in sequenze con piccole pause che lo rendono multiplo. Per riuscirci, bisogna essere in grado di dissociare orgasmo da eiaculazione. Solo così, sei in grado di godere l'orgasmo senza eiaculare.

Facile a dirsi: quando sentì l'orgasmo arrivare, blocca l'eiaculazione.

Ecco come descrivono il processo e il metodo i maestri tantrici: il cervello produce lo stimolo e lo trasmette alla spina dorsale fino ai tuoi testicoli, a quel punto, devi fermarti, tendere al massimo i muscoli PC per bloccare il flusso. Blocca le natiche, gli addominali, le gambe, le spalle, il collo, i muscoli della faccia, blocca tutti i muscoli e tutti i flussi, lasciando scaturire solo l'orgasmo. Per far ciò bisogna allenarsi, rinforzare i muscoli PC e conoscere perfettamente il proprio corpo.

I muscoli Pubo Coccigei (PC) maschili, tra i quali si trova la prostata, oltre al flusso dell'urina, controllano anche il flusso spermatico dell'eiaculazione. Alcune donne con muscoli PC molto tonici, hanno testimoniato di orgasmi più intensi grazie al loro controllo. Per gli uomini gli obiettivi sono più ambiziosi: orgasmi multipli seriali.

Eccoti altri esercizi molto efficaci di PC Fitness:

1. **Esercizio di PC stretching**: da fare a letto, al mattino appena sveglio. Stringi la prostata come se dovessi trattenere la pipì da cinque a dieci secondi. Respira normalmente senza trattenere il fiato, riposa 30 secondi e ricomincia un ciclo di 10.

2. **Stoppare il flusso di pipì**: ogni due secondi quando fai pipì (se la fai in una tazza, puoi anche sederti sulla tazza per evitare tracimazioni).

3. Stoppare il flusso di pipì 2.0:

1. Quando stai per urinare, mettiti in punta di piedi, se è necessario appoggiati a qualcosa.
2. Inspira profondamente.
3. Espira lentamente, espelli con forza l'urina mentre tendi il perineo.
4. Inspira e contrai i tuoi muscoli PC per bloccare il flusso di urina.
5. Espira e ricomincia a urinare.
6. Ripeti le fasi 4 e 5 da tre a sei volte, fino al termine dell'urina.

4. **Sollevamento Pene**: tonificare i muscoli del pene sollevando pesi. Quando sei in erezione, tendilo al massimo e rimani così per 10 secondi, riposa e respira per 30 secondi, ripeti 10 volte la sequenza. Sempre con il pene in erezione appoggia un asciugamano per le mani sopra la cappella, drizza il pene più forte che puoi per sollevare l'asciugamano, ripeti 10 volte questa flessione per almeno tre cicli.

Ci vorrà del tempo prima di riuscire a bloccare l'eiaculazione con i tuoi muscoli PC, ma potrai cominciare ad assaporarne subito l'anteprima perché con questi esercizi, i tuoi orgasmi cominceranno ad allungarsi. Aiutati a bloccare lo sperma con la Pressione Digitale.

Sii costante e paziente perché quando ci riuscirai, il premio sarà straordinario: orgasmi multipli.

La respirazione di base.

Ritmo intensità durata della respirazione cambiano radicalmente lo stato fisico e mentale di una persona. Esiste una respirazione involontaria e una volontaria, con la quale vogliamo raggiungere determinati risultati nel controllo del nostro ritmo cardiaco, in questo caso dei nostri orgasmi. Una respirazione lenta e profonda permette di controllare l'eiaculazione.

Respirazione ventrale.

Il neonato che respira nel modo più naturale, lo fa con la pancia. Ritorniamo neonati! La respirazione ventrale permette di sostituire l'aria stagnante nel fondo dei polmoni con aria fresca e ossigenata. Questo è il modo migliore di respirare, crescendo, spesso a causa dello stress, modifichiamo il nostro modo di respirare, concentrandoci sulla cassa toracica piuttosto che sulla pancia. Questo esercizio t'insegna a respirare nel modo migliore, quello dei neonati.

Esercizio 1. Respirazione ventrale.

1. In piedi o seduto con la schiena dritta, i piedi scalzi appoggiati al suolo, spalle ben aperte.
2. Appoggia le mani sul tuo ombelico e rilassa le spalle.
3. Inspira dal naso e senti il basso del ventre espandersi intorno all'ombelico. Il tuo diaframma scende (vedi illustrazione).
4. Mantenendo il torace rilassato, espira con forza per mandar fuori l'aria dal basso ventre, come se volessi spingere l'ombelico all'interno.

Ripeti questo ciclo di respirazione da otto a 36 volte.

Respirazione Ventrale

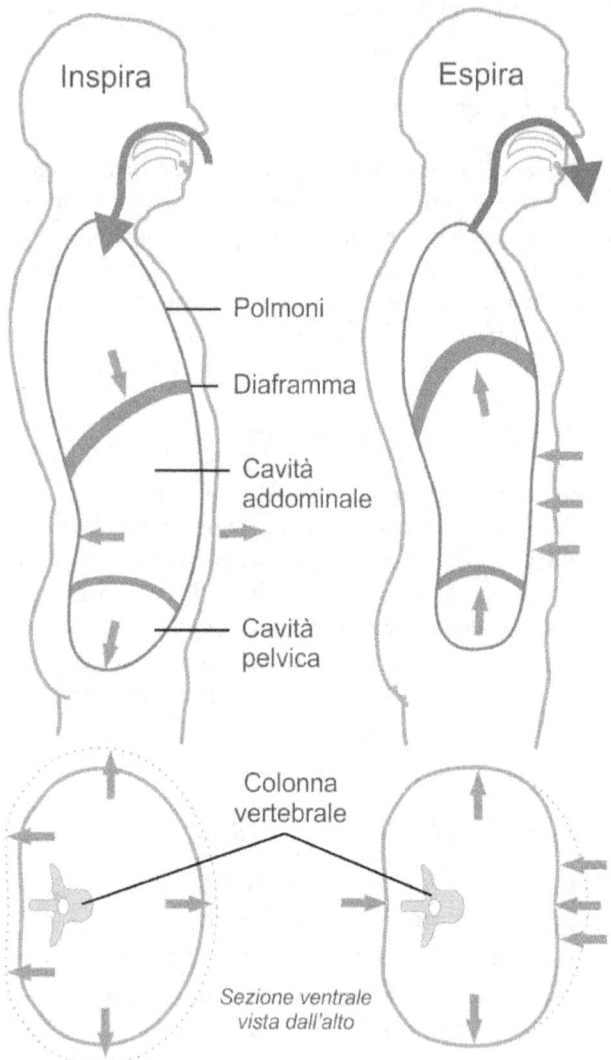

Figura 23

Nota Bene: *pratica l'inspirazione sempre dal naso, in questo modo l'aria viene filtrata e riscaldata con un maggior beneficio per i polmoni. Se inspiri con la bocca l'aria sarà fredda e impura, meglio evitare. Quando espiri invece, puoi usare l'uno o l'altra.*

Con pochi minuti di respirazione ventrale quotidiana, il tuo corpo si abituerà da solo a respirare profondamente, anche quando dormi. Quando sei al picco dell'eccitazione, quest'abilità nel controllare il tuo respiro sarà essenziale per controllare e bloccare l'eiaculazione, per espandere l'orgasmo in tutto il corpo. La respirazione profonda oltre a bloccare l'eiaculazione, migliora la circolazione dell'energia in tutto il corpo, a beneficio di tutti gli organi. Avviene anche un massaggio benefico alla prostata. Un altro esercizio simpatico per definizione, è la risata di pancia. La risata di pancia non è la risatina falsa del venditore della Tim, è quella risata profonda che scuote ritmicamente il tuo ventre, quando ti stai scompisciando dal ridere con gli amici. Per praticare la risata di pancia, siediti su una sedia con la schiena dritta, gambe divaricate e piante dei piedi ben appoggiate al suolo, metti una mano sulla pancia e comincia a ridere di gusto. Sentirai lo stomaco vibrare, in un movimento ritmico con la pancia che attiverà la circolazione dell'energia nel corpo e la produzione di endorfine.

Esercizio 2: il centone.

1. Inspira lentamente espandendo la pancia ed espira appiattendola. Ogni inspirazione ed espirazione completa vale un ciclo.

2. Continua il ciclo di respirazione con la pancia contando fino a 100, concentrandoti sul tuo respiro.

3. Ricomincia da zero quando ti accorgi che la tua mente sta pensando ad altro.

Allenati a farlo almeno due volte al giorno, fino a quando riuscirai a contare fino a 100 con facilità.

Nota Bene: *il 10% degli uomini soffre di disfunzioni erettili e impotenza, questa percentuale sale al 39% per i quarantenni e fino al 65% per i sessantenni. Con gli esercizi e le tecniche Rosso Tigre, ti prenderai beffa delle statistiche.*

12 Come una donna può prolungare l'erezione maschile

Tecniche per prolungare l'erezione del partner (istruzioni per le donne).

Questo capitolo è dedicato alle donne che desiderano prolungare la durata delle prestazioni sessuali del proprio uomo. Spiegherò i modi con cui una donna può, in modo discreto e non minaccioso, prolungare la durata del rapporto sessuale e infondere fiducia nella vita di coppia. Oh ragazze, sapete una cosa? La maggior parte degli uomini non sa come fare per prolungare la propria durata sessuale, ma gli piacerebbe saperlo. Per un sacco di uomini il fatto di non sapersi trattenere ed eiaculare prima del previsto, può essere imbarazzante o addirittura umiliante, soprattutto quando lei non è ancora venuta.

T'illustrerò dei metodi, che di solito spiego agli uomini, che sarebbe divertente apprendere assieme al tuo. Sarete così entrambi coscienti, comunicherete con facilità e capirete più velocemente come raggiungere risultati con questi metodi. Durante l'amplesso gli uomini tendono a perdere la poca concentrazione che hanno, soprattutto quando si avvicina il momento dell'orgasmo. Tocca a te con il tuo autocontrollo e tatto femminile, ricordare al tuo partner quello che deve fare.

Se il tuo partner non ha letto questo libro, puoi sempre usare questi metodi spacciandoli per un gioco o per aumentare il tuo piacere.

Ecco i due metodi principali:

1. Energia elettro-statica.

2. Pausa e tendi.

Energia elettro-statica.

Ti è già capitato di prendere la scossa scendendo dall'auto o sfiorando una persona? Il tuo corpo si carica di energia elettrostatica, come un magnete, accumula l'energia che si trova intorno, senza contatto, poi la scarica appena può su un oggetto metallico o su un'altra persona, a volte provocando una scintilla, come un accendigas da cucina. Quando sei in piena effusione amorosa, il tuo corpo si carica di energia sessuale e sfiorando nel modo giusto la pelle del tuo partner, provocherai delle scintille di piacere. Se lui non lo sa, puoi lo stesso insegnargli a crearla.

Quando ti bacia il collo, digli quanto ti piace, soprattutto quando lo fa delicatamente, sfiorandoti con le labbra o la lingua, provocandoti dei brividi che ti attraversano il corpo come delle scariche. Che tu senta o no queste sensazioni, non è importante, l'obiettivo è di rassicurare il tuo uomo e rafforzare la sua convinzione di saper trasmettere energia con le labbra, uno stato mentale che facilita il flusso di energia sessuale. Chiedigli se le labbra gli solleticano quando ti bacia il collo, se non è il caso, chiedigli di provare a farle solleticare. Baciandoti o sfiorandoti il collo con un tocco leggero, le sue labbra o la sua lingua devono al massimo sfiorarti la pelle. Adesso assegna un nome a questa stimolazione, qualcosa di strano ma divertente che ricordi a entrambi, sia le modalità che le sensazioni che si provano.

Ecco alcuni nomi che ho trovato attraenti: *baci fragola, intense, elioterapia, elettroshock, lucky lady, soffi di labbra, amore al collo, masturbami il collo, scopami il collo, scintille di goduria*. Usa quello che più ti piace tra questi oppure inventane di nuovi, l'importante è d'identificare precisamente con un nome questa stimolazione. Come lo fai? Gli dici che quando ti bacia il collo così, per te è come se facesse l'amore con il tuo collo. Prova così: "Fammi l'amore al collo mentre mi fai l'amore" oppure "Scopami il collo mentre mi scopi".

Mi raccomando la richiesta di occuparsi del collo deve essere soddisfatta tutto il tempo, soprattutto durante la penetrazione. Puoi usare questo metodo per entrare più velocemente nella zona di "non ritorno" con il tuo partner, il quale associandolo ai ricordi, sfodererà una poderosa erezione. Oppure puoi usarlo durante una pausa per ravvivare le braci.

Pausa e tendi.

Usare il metodo energia elettro-statica permette di prolungare l'erezione ma non può far molto per bloccare un'eiaculazione, è qui che arriva il "Pausa e tendi". Mentre gli accarezzi il pene, chiedigli di tenderlo, rizzarlo il più possibile, far irrorare di sangue al massimo la cappella e resistere più a lungo che può. Digli che vederlo così ti eccita da morire e che non vedi l'ora di sentirtelo dentro a toccarti la Giga, immobile mentre lo tende al massimo.

Devi sapere che quando un uomo lo tende al massimo fino a far gonfiare la cappella, usa i muscoli PC e la prostata. Puoi usare il Pausa e tendi come un salvagente. Quando senti che sta per venire, oppure te l'ha preannunciato, chiedigli di fermarsi, tirarlo fuori di ³/₄ e rimanere immobile, tenendolo teso il più a lungo possibile. Appoggiato sulla tua Giga in tensione massima! Anche tu devi rimanere immobile, perché adesso, il più piccolo movimento potrebbe provocare l'eiaculazione. Se lo fa al momento giusto, e riesce a rimanere in tiro massimo per 10 o 30 secondi (non chiedere di più) dentro la tua vagina, si accorgerà di avere una nuova ondata di energia erettile e, stoppata l'eiaculazione, sarà pronto a continuare il dolce compito.

Accordatevi tutto il tempo che volete con amore e pazienza, sono cose nuove e bisogna capirle, ci si accorge dei loro benefici solo dopo due o tre prove, continuando non si può che migliorare.

Attenzione però, questi metodi funzionano solo se l'uomo è in grado di produrre un'erezione livello Partenza, dev'essere duro, non mezzo duro. L'eiaculazione può arrivare più velocemente se c'è un'erezione blanda, insomma, non aspettarti dei gran risultati senza una bella erezione.

Piccoli segreti: *nel caso dovesse capitare, non chiedere mai e poi mai! a un uomo, perché non ce l'ha duro. Gli uomini sono molto sensibili al proposito, spesso queste domande non sono gradite e rischiano di far svanire anche il più timido accenno di erezione.*

13 Reflessologia degli organi genitali

I nostri organi genitali, come palmi delle mani e piante dei pieni, dispongono di zone precise che corrispondono a punti di stimolazione per la reflessologia. La reflessologia si basa sulla pressione digitale di punti del corpo che corrispondono a determinati organi e ghiandole.

Reflessologia del pene.

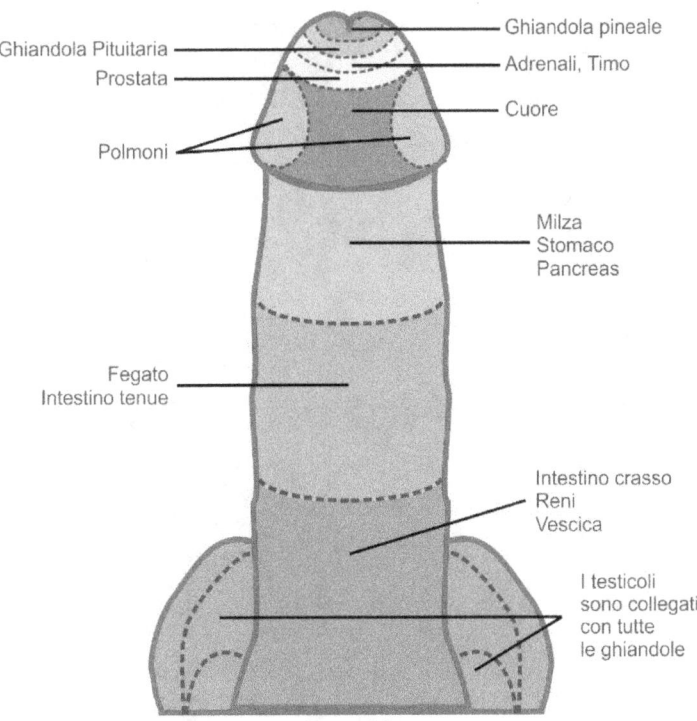

Reflessologia del pene

- Ghiandola Pituitaria
- Prostata
- Polmoni
- Ghiandola pineale
- Adrenali, Timo
- Cuore
- Milza
- Stomaco
- Pancreas
- Fegato
- Intestino tenue
- Intestino crasso
- Reni
- Vescica
- I testicoli sono collegati con tutte le ghiandole

Figura 24

Reflessologia della vagina.

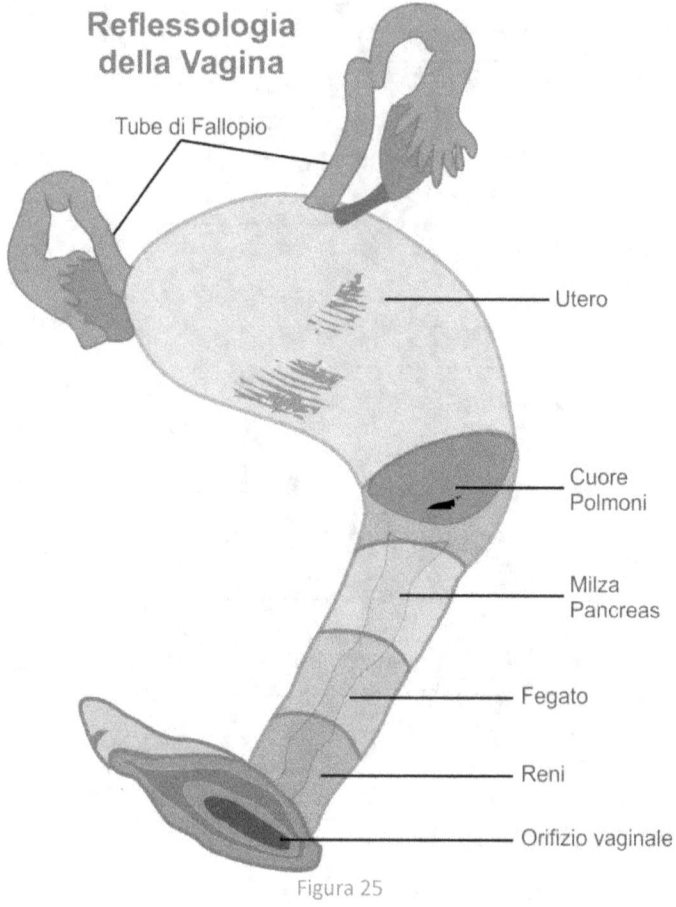

Reflessologia
della Vagina

Tube di Fallopio

Utero

Cuore
Polmoni

Milza
Pancreas

Fegato

Reni

Orifizio vaginale

Figura 25

14 Cinque posizioni per Giga penetrazioni

Data la nostra morfologia, alcune posizioni permettono di stimolare più facilmente la Giga, vi presento qui le prime 5 classificate.

1. I cucchiai.

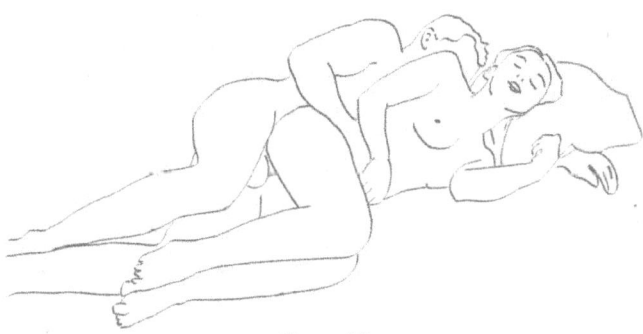

Figura 26

Fuori forma fisica o sovrappeso, ecco una posizione pratica per farvi vivere un fantastico e prolungato amplesso: i cucchiai. Sdraiatevi sul fianco, lui dietro di lei, come fosse una pecorina vista di lato. Questa posizione è molto ricca, permette all'uomo di baciare leccare il collo, le orecchie, la faccia, le labbra, la schiena della sua partner. Con la mano libera può raggiungere collo, seno, pancia, natiche e clitoride. Stimola tutto il suo corpo con bocca e mani, comincia con il collo e passa alle orecchie.

Le orecchie sono fra le zone più erogene del corpo, in grado di generare fantastiche sensazioni di piacere e di eccitazione. Anche il collo è un grilletto efficace per scatenare eccitazione e brividi di piacere. Stimola la tua partner finché non sarà bagnata e pronta alla penetrazione. Penetra a un ritmo tantrico.

2. Body Surf

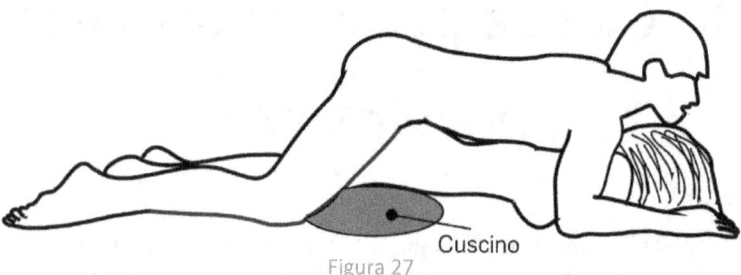

Cuscino

Figura 27

Questa posizione permette di stimolare la Giga e fare delle profonde penetrazioni.

Lei si sdraia sulla pancia e mette un cuscino all'altezza delle anche. In questo modo il suo corpo s'inarca leggermente con le natiche al vertice. Lui sdraiato sopra di lei comincia penetrazioni profonde e semi-profonde. La profonda per stimolare la cervice e la semi-profonda per stimolare la Giga. Varia i ritmi in base alle sue reazioni, ogni tanto fai delle pause: penetrala più profondo che puoi e rimani immobile, leccandole il collo. Stringile entrambe le mani, come per bloccarla, a tante donne piace essere dominata in questo modo, provaci. Sussurrale all'orecchio quello che senti, dille che ti eccita farlo in questa posizione.

Ricordati di continuare con le stimolazioni che puoi farle con la bocca e la lingua, ci sono tante zone in cui puoi arrivare. In questa posizione di solito la Giga non ci mette molto a farle provare un orgasmo, è solo il primo della serie! E' probabile che dopo i primi orgasmi lei ti chieda di smettere perché è diventata troppo sensibile.

Non fermarti! Fai delle pause e continua. La Giga in erezione può generare innumerevoli orgasmi, uno dopo l'altro, con semplice e rapide sollecitazioni. Dopo ogni orgasmo, prendi una pausa di 30 secondi o un minuto, immobilizzando il pene nella sua vagina, poi ricomincia a pompare per farle venire un altro orgasmo.

3. Giga Drive

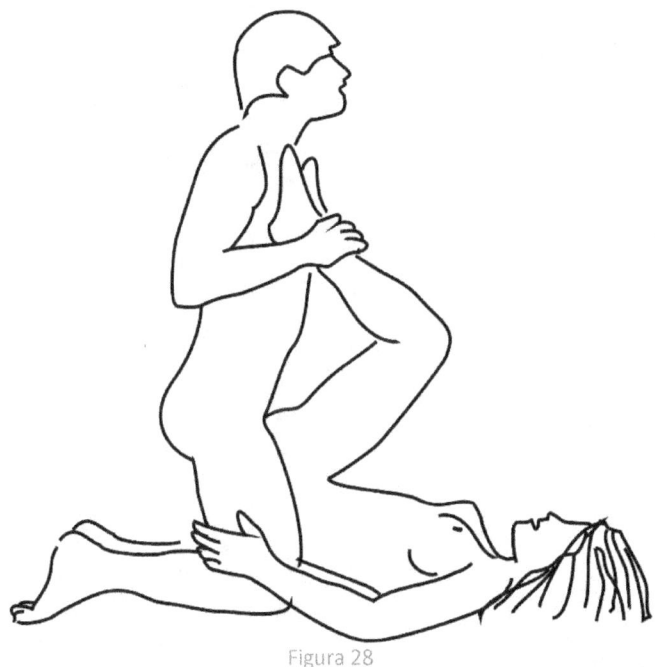

Figura 28

Nel Giga Drive la donna si mette sulla schiena con un cuscino sotto il bacino per inarcare la schiena, sollevando in alto le natiche. Una vagina a quest'altezza facilita la tua penetrazione grazie a movimenti poco impegnativi. L'angolo di penetrazione è perfetto per stimolare la Giga con il glande. Ti ritrovi anche ad avere una bella visuale sulla vulva penetrata, il che aumenta l'eccitazione di entrambi. In questa posizione non devi penetrare profondo, rimani a metà, è lì che troverai la Giga.

Mentre la penetri, puoi giocare con le gambe e i piedi: spalancale le cosce, spingile all'indietro, leccale i pedi e le dita dei piedi, leccale caviglie e polpacci, mettiti i suoi piedi sul petto, sulle spalle. Puoi anche stimolarle la clitoride con le dita per farle avere due orgasmi simultanei.

4. Il Dondolo.

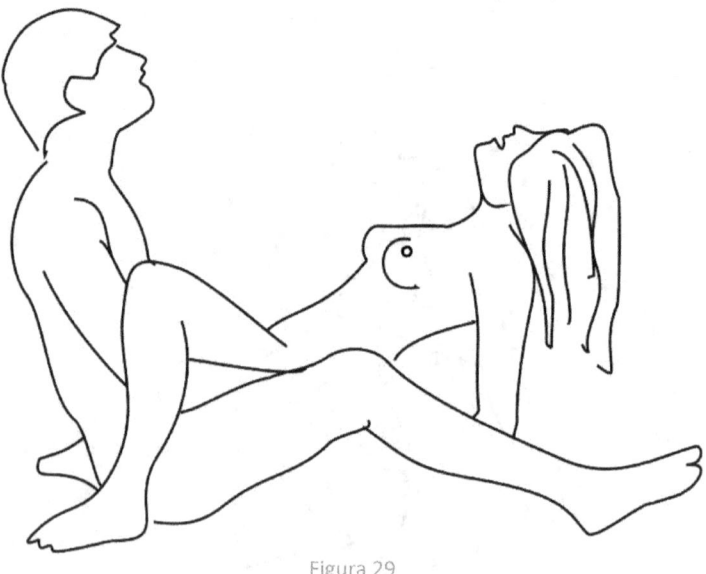

Figura 29

Questa è una posizione nella quale la donna, e lei sola! dirige la penetrazione.

Lui seduto con le ginocchia larghe e rialzate, lei gli si siede sopra sostenendosi con le braccia. Usa il corpo del tuo uomo come un dondolo, inarca ogni tanto la schiena, sei tu che comandi la penetrazione, chiedigli di stare fermo e concentrati a stimolare la tua Giga come preferisci, per farti raggiungere l'orgasmo. L'uomo può usare le mani per accarezzarle la pancia e il seno, e le dita per stimolarle la clitoride.

Un dondolio di doppi orgasmi.

5. Smorza Candela Molleggiato.

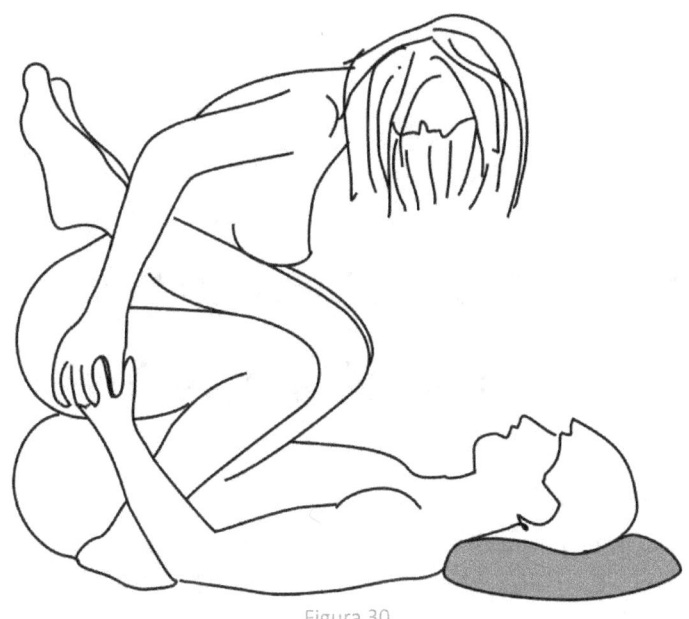

Figura 30

L'uomo è passivo e fa tutto lei.

Lo "smorza candela molleggiato" ti permette di ottenere la massima penetrazione, controllarla e soprattutto, controllare i movimenti. In questa posizione l'angolazione del pene è perfetta per stimolare la Giga a patto di diminuire la profondità della penetrazione. Prova a inarcarti all'indietro per aumentare la pressione sulla Giga. Impegnati a fare il movimento avanti e indietro, dondolandoti sulle natiche del tuo uomo, sei tu che imponi il ritmo e cerca quello che più ti fa godere, senza pensare a lui. Concentrati solo sul tuo piacere, a lui piace in ogni caso, devi solo stare attenta a non farlo venire troppo presto. Se non ha imparato a trattenere l'eiaculazione con i muscoli PC o il Blocco digitale, i tuoi movimenti lo faranno venire e non potrà farci niente. Se vuoi prolungare la penetrazione, osserva e ogni tanto chiedi a che punto è, nel caso di approccio eiaculatorio, adotta subito il metodo Pausa e Tendi.

15 Otto fasi di lancio per un orgasmo stratosferico

Ti spiegherò qui alcuni esempi delle tue capacità, li puoi seguire passo dopo passo, oppure prenderli solo come ispirazione alla tua creatività.

Nota bene: *L'ho scritta in prima persona come uomo perché la grammatica non mi permette un linguaggio bisex, ma può essere adottato e adattato da una donna.*

Fase uno: preparazione mentale al desiderio.

Obiettivo: Preparare mentalmente la tua donna a vivere un sesso spaziale, senza che nemmeno se ne accorga. Il desiderio è l'obiettivo della fase uno: creare l'atmosfera giusta per scatenare il suo desiderio di far sesso con te. Ogni donna è diversa e quindi non ci sono dei metodi sicuri, eccone alcuni che funzionano:

• Cenetta a casa a lume di candela.

- Cenate in un ristorante carino e intimo.

- Quando arrivi a casa dal lavoro, prendila in braccio e portala di peso in camera da letto, spogliala con ardore.

- Mettetevi sul divano a guardare una serie tv.

- Fate un giro in moto e godetevi l'ebbrezza della velocità.

- Fatevi un bel giro sulle montagne russe più spaventose.

- Andate campeggiare in riva al fiume.

- Pernottate in un grand hotel.

- Fate un massaggio rilassante lungo e dolce.

Come vedi, le idee non mancano, devi solo capire quali di queste o di altre, sarà più efficace nello scatenare il suo desiderio. Sorprendila, osserva, impara e applica.

Cose da dire a una donna.

Le parole sono strumenti efficaci per far scattare l'energia sessuale in una donna. Chiamala a casa o al lavoro e dille semplicemente che pensi a lei in quel momento. Mandale un messaggio carino che le ricordi il vostro amore. Chiedile che mutandine porta oggi (sì, sarà sorpresa, affascinata ed eccitata). Quando torna a casa, falle subito i complimenti per il suo aspetto. Evita ogni critica o commento negativo, ed evita ogni polemica o critica per qualcosa o qualcuno. Dille che la sua pettinatura la rende più carina e che ringrazi la parrucchiera, insomma falle dei complimenti sul suo aspetto o sugli accessori che indossa.

Una donna ha bisogno di essere rassicurata, deve sentire che il suo uomo le presta la massima attenzione, si occupa di lei, non si limita a guardarla, ma la osserva.

Massaggio "Apriti Sesamo".

Le mani sono il nostro trasmettitore energetico più potente, con le mani trasmettiamo e riceviamo energie di tanti tipi, quanti bambini sono guariti grazie alle dolci carezze di una mamma? Le mani possono massaggiare il nostro più grande organo: la pelle. Proponile un massaggio del Risveglio Sensuale (prossimo capitolo), ma non dirle che sarà un Risveglio Sensuale. Prepara la camera da letto o un'altra stanza, con luci soffuse, calore, musica sensuale e fragranze profumate del tipo incenso o essenze naturali (un diffusore d'essenze sarebbe l'ideale, non usare mai prodotti chimici industriali, ti prego!).

Falla sdraiare sulla pancia e assicurati che abbia abbastanza caldo. Ungiti bene le mani con dell'olio da massaggio con una fragranza sensuale. Massaggiale tutto il corpo con calma senza fare sforzare troppo e comincia dalle estremità: la testa o i piedi. Quando l'hai massaggiata tutta, falla girare sulla schiena e prosegui il massaggio. Ricordati, i genitali sempre per ultimi, solo quando saranno inondati di sangue e pulsanti per l'eccitazione. C'è poco da fare, il massaggio è il migliore dei preliminari.

Fase due: scatenare il suo desiderio.

Pazienza, ci vuole pazienza, e ne abbiamo tutti abbastanza da raggiungere due obiettivi:

1. **Caricarla di eccitazione.**

2. **Farle avere un orgasmo senza rapporto completo.**

Ricordo le regole di base:

1. Comunica con lei, spiegale cosa provi, cosa vorresti fare e cosa vorresti che facesse.

2. Non è perché una donna non ha mai provato orgasmi multipli che ti devi intestardire, fai quello che senti e soprattutto, cerca di capire quello che sente lei.

3. Adatta i tuoi ritmi e alle sue reazioni.

4. Usa dell'olio per lubrificare le sue parti intime.

Quando vuoi che la sua eccitazione raggiunga il massimo, ti devi ricordare dei preliminari: come spiegato non smettere mai di baciarla o leccarla, sia con impeto sia con la tecnica dello sfioramento. Comincia con il collo e passa alle orecchie, leccandole sia i bordi sia l'interno. Le zone erogene di una donna si trovano in sostanza in tutto il corpo, basta sapere come stimolarli per farla bagnare. Non aver fretta, goditi con la lingua e le labbra ogni centimetro della sua pelle. Scendi giù dalle braccia, lecca nella giuntura interna del gomito, poi lecca lentamente l'avambraccio fino ad arrivare alla mano, adesso succhiale profondamente il pollice e poi pian piano, tutte le dita.

Passa al suo petto, leccala su e giù al centro del petto, mentre con le mani le accarezzi a coppa i seni, evitando di toccarle i capezzoli, dille che il suo corpo nudo ti fa eccitare, che adori l'odore del suo corpo e il colore della sua pelle. Adesso baciale i capezzoli, leccali uno per uno, sia con dolcezza, sia con forza, ricorda che la pelle dei capezzoli è sensibilissima e qui la tecnica dello sfioramento prova la sua efficacia.

Quando sentì che è il momento, scendi leccandole la pancia e i fianchi per soffermarti sull'ombelico, leccala in senso rotatorio e penetralo ritmicamente con la lingua. Scendi fiducioso all'inguine e leccale prima la parte destra e poi la sinistra, leccale il monte di Venere senza toccare la clitoride o la vagina, passa all'interno coscia. Sali e scendi con la lingua e con un lieve sfioramento delle dita del ginocchio all'inguine, fai tutto lentamente senza fermarti, deve essere come un lento vortice.

Quando arrivi nei pressi della vagina non toccarla, passale solo a fianco con le dita, le labbra o la lingua. Non devi toccarle né la clitoride, né le labbra, deve sentire un impeto di calore, di eccitazione e continuare a immaginare la tua penetrazione, la vorrebbe adesso in modo spasmodico. Adesso chiedile di girarsi, di sdraiarsi sulla pancia. Comincia lo stesso percorso, baciale il collo, lecca, accarezza, mordicchia la pelle. Comincia seguendo la spina dorsale con la punta della lingua fino all'attaccatura delle natiche che leccherai e massaggerai con ardore.

Adesso massaggiale il coccige, l'osso sacro, si chiama così perché è considerato un punto sensibile e spirituale. Il coccige è come un interruttore e accende l'energia sessuale repressa di una donna. Usa il palmo della mano e le dita per stimolare tutta la zona del coccige con un movimento rotatorio. Ritorna alle sue natiche, stringile con forza tra le mani, divaricale, leccale tutte e scendi fino all'interno coscia, sempre senza toccarle la vagina. Adesso che la senti veramente bagnata comincia a stimolarle la clitoride, falla rigirare sulla schiena e comincia a lavorare con la bocca e con le dita. Ricorda s'inizia sempre sfiorando, poi in base alle sue reazioni regola la pressione, la velocità e il ritmo del tuo tocco.

Puoi variare dai movimenti circolari ai movimenti "avanti e indietro", sia laterali, sia verticali. A questo punto ci sono buone probabilità che abbia uno o più orgasmi da clitoride, se non è il caso, continua perché è importante che ne abbia prima di cominciare a occuparsi della Giga. Infilale dolcemente indice e medio nella vagina mentre le lecchi la clitoride. Non c'è bisogno di penetrare troppo profondamente, la Giga si trova fra i tre e i 7 cm all'interno della vagina, nella parte superiore. Poi puoi entrare di più, fino a circa la metà della vagina e puoi sentire da dentro l'ilio, l'osso pelvico.

Ora immagina il quadrante di un orologio all'interno della vagina, premi verso le 11, poi verso l'una e verso le 9, concentrati su questa superficie della parete vaginale, ci sono centinaia di piccoli nodi, non massaggiare, solo tastare con dolcezza. Passa alle 3, adesso entra ancora di più, più in profondità. Non toccare il collo dell'utero, è molto sensibile, premi soltanto intorno ad esso non su di esso, continuando intanto ad accarezzarle il corpo: accarezza le cosce, le ginocchia, i fianchi, le anche, il seno, il ventre, il collo, la bocca, e così via. La vagina in questo stato rilassato, è come una grande caverna che si modifica e cede sotto la tua pressione.

La Giga: quando arrivi alle 12 del quadrante d'orologio immaginario, piega lentamente le dita in su e in avanti, con le dita piegate arrivi all'osso pubico, oppure più in profondità, secondo l'anatomia della vagina. Puoi esercitare una pressione dolce ma decisa, tenendo il dito quasi immobile.

Se adesso la tua donna avverte delle emozioni forti, delle sensazioni sottili o un alternarsi di diversi sentimenti, dovrà parlarne ed esprimerli. Puoi aumentare la pressione o rilasciarla un po', puoi anche cominciare a descrivere dei piccoli cerchi con le dita accarezzandole la Giga. Presta attenzione alle sue reazioni e concentrati su quello che le fa più piacere. Le prime volte, è possibile che senta del bruciore e che abbia la sensazione di dover far pipì, non vi preoccupate, sono i primi sintomi della buona stimolazione della Giga.

Bisogna aver pazienza, potrebbe durare anche 20 minuti, mezz'ora, un'ora, non c'è un tempo determinato perché entrano in gioco diversi fattori tra i quali sentimenti, le esperienze passate, l'anatomia, la fiducia in se stessi, ecc.. L'importante è avere pazienza, fiducia e perseveranza.

Quando avrete capito come provocarle orgasmi, continuate finché ne avete voglia. Se senti che sia arrivato il momento, comincia a penetrarla col pene, ma non devi cominciare a pompare come un porno attore. Comincia a penetrarla lentamente! Accarezzale clitoride e labbra con il tuo pene, usalo come se fosse un dildo vibratore. Poi comincia a penetrarla come se volessi giocare con un gattino. Entra lentamente ed esci di colpo. Entra di pochi centimetri, rimani fermo e poi esci. Ricomincia ad accarezzarla all'esterno con la cappella, poi quando sentì che non ce la fa più entra di nuovo, questa volta di qualche centimetro in più.

Continua così per qualche minuto. Dentro e fuori, devi farla arrivare al punto della disperazione per essere penetrata. Adesso che è pronta penetra fino in fondo, più che puoi. Rimani così, immobile, ancor di più, tendi la tua erezione per far affluire il sangue che ti fa rizzare il pene al massimo.

Osserva le sue reazioni, con la mano premile il pube e senti la tua cappella sotto la sua pelle, per stimolarle ancor di più la Giga. A questo punto, nel 90% dei casi, avrà avuto il suo primo orgasmo Full Body da Giga. Se non è il caso, tiralo fuori e ricomincia a baciarle il seno e le altre parti del corpo con la sequenza di prima.

Se non succede niente "Keep calm!" Non dovete avere fretta, né ansia, mantenete entrambi un atteggiamento positivo e sincero perché alla fine, il suo orgasmo arriverà.

Fase tre: avvicinarsi al confine.

Obiettivo uno: avvicinarsi al confine dell'energia sessuale illimitata. Obiettivo due: profondo amplesso con baci profondi, mentre strofini il tuo osso pubblico contro il suo, per provocarle numerosi orgasmi da clitoride e da Giga, fino a che non eiacula. A questo punto ci possono essere due approcci: il primo è di stimolarla più volte e farla arrivare al picco per poi tornare indietro oppure, farle raggiungere l'orgasmo completo. Entrambi gli approcci vanno bene, scegli tu quello che consideri più indicato in base alla situazione.

Opzione uno: scatenare un desiderio lussurioso.

Sdraiato su di lei oppure seduto con le ginocchia piegate, infila lentamente il glande nella sua vagina mentre la baci e le massaggi il seno. Spiegale quello che veramente ti eccita in lei. Parlale delle sue labbra, dei suoi occhi, del suo seno, i suoi capezzoli, i suoi capelli, le sue cosce, e insomma, di tutte le parti del suo corpo. Descrivile quello che vedi e quello che senti quando sei dentro di lei, così potete condividere meglio il piacere.

Continua a penetrarla dentro e fuori lentamente falle crescere il desiderio di averlo dentro. Dille quanto ti piace fare l'amore con lei, poi quanto senti che non ne può più penetrala profondamente, segui le sue reazioni e agisci in conseguenza fino a quando non avrà un orgasmo.

Opzione due: elemento sorpresa e dominazione.

Nota: alcune donne amano una certa aggressività del partner e altre no, oppure devono essere in uno stato particolare per amarlo.

Quando la porti sulla soglia dell'orgasmo o mentre lo sta avendo, penetrala col pene più profondamente che puoi.

Adesso scegli:

• Strofina il tuo osso pelvico contro la sua clito e baciala con ardore, dille quanto ti fa impazzire di piacere.

• Batti la sua clitoride con il tuo osso pubico con colpi lunghi e intensi.

• Stimola la sua Giga con il pene, alternando penetrazioni profonde e altre parziali, per stimolare con la tua cappella la zona della Giga Quando eiacula, dille che adori quando lo fa e accoglilo con gioia. Devi creare un'atmosfera di fiducia e comprensione affinché si lasci andare completamente a te.

• Sei sulle ginocchia, prendila per i fianchi con le tue gambe sotto le sue, sollevala e penetrala ripetutamente con forza. Questa posizione stimola la Giga alla grande.

• Cambia posizione con determinazione e autorità. Tirala giù dal letto e penetrala contro il muro, sul tavolo, il comò, una poltrona, insomma un altro supporto. Prendila da dietro aggrappandoti con forza ai suoi fianchi è penetrala a gran ritmo.

Nota bene: *mi raccomando bada a controllare la tua eiaculazione ed evita di venire prima di lei. Se senti che stai per venire, fermati subito. Rimani immobile nella sua vagina e aspetta che la sensazione svanisca prima di ricominciare.*

Fase quattro: oltrepassare il confine.

Obiettivo: oltrepassare il confine dell'erezione duratura. Dopo aver interrotto la penetrazione per due o tre volte per bloccare la tua eiaculazione, lei potrebbe entrare in ansia e deconcentrarsi, devi comunque continuare. Calmati, se senti che non puoi controllare l'eiaculazione quando la penetri, tiralo fuori, baciala profondamente, baciala e leccala finché sentirà il pene rilassarsi. Lascialo riposare, vedrai che continuando così si rizzerà di nuovo in pochi minuti, pronto per altre durevoli penetrazioni.

Fase cinque: soddisfala!

Usa un sacco di olio lubrificante. Poi portala a far all'amore in tutti gli angoli della casa, oppure vai da solo in cucina per bere qualcosa e torna con della panna montata del miele, della Nutella, del gelato, da spalmarvi sul corpo e divertirvi leccarvi a vicenda. Non preoccuparti dell'eventuale calo dell'erezione, sappi che ritornerà fulgida se continuerai a baciarla e stimolarla come prima. Attenzione: dopo aver bloccato diverse eiaculazioni, è arrivato il momento di lasciarsi andare sappi che ora avrai accumulato un sacco di energia sessuale e il tuo orgasmo sarà potentissimo, tieni conto dei tuoi limiti fisici e non esagerare.

Come ultima informazione è possibile che dopo aver trattenuto più volte l'eiaculazione, adesso che lo vuoi, tu non riesca più a venire perché hai perso sensibilità al pene, non preoccuparti, succede. Lascia che la tua compagna ne approfitti.

Fase sei: orgasmi multipli per te.

È adesso che l'hai fatta decollare con orgasmi stratosferici puoi concentrarti sui tuoi e ricominciare da capo. Ricordati i cicli dell'erezione: l'erezione tende a calare ogni 45 minuti per 10 o 15 minuti. Quindi se si ammoscia, non preoccuparti, prenditi una pausa, alzati, fa qualcosa, va in bagno, fai un sonnellino, insomma, fai una pausa per ricarica le forze perché si ricomincia. Potrebbe durare ore.

Adesso chiedile di fartelo rizzare, con le mani, con la bocca, come preferisce. Poi quando ne hai voglia, comincia a penetrarla nelle posizioni che più ti eccitano, sei tu al comando e devi guidarla a fare quello che le chiedi. Sei alla ricerca del tuo orgasmo, nel frattempo lei, ne avrà altri grazie alle tue continue e ritmate penetrazioni. E' arrivata l'ora di utilizzare la tecnica di bloccaggio dell'eiaculazione. Se non hai ancora i muscoli PC abbastanza forti, puoi riuscirci lo stesso usando le dita. Premi forte con le dita il punto del canale del pene che si trova tra i testicoli e l'ano. Questa pressione blocca il flusso dello sperma in modo meccanico, funziona ed è un movimento facile da apprendere.

All'inizio è veramente difficile dissociare l'orgasmo dalla eiaculazione, quando riuscirai ad avere l'orgasmo e vedrai la tua cappella asciutta, capirai. Adesso che sei in grado di aver orgasmi senza eiaculare, potrete continuare fino alla prossima fase.

Nota Bene: se non lo sa ancora, spiega alla tua donna che hai imparato ad avere degli orgasmi senza eiaculazione, poche donne lo sanno e potrebbe considerarlo un problema.

Fase sette: il decollo.

Prima di entrare in questa fase assicuratevi di potervi riposare dopo, per almeno 5 o 6 ore, ne avrete bisogno entrambi. Obiettivo:

- Opzione uno: eiaculare quando vuoi, indipendentemente da lei.

- Opzione due: aspettarla ed eiaculare insieme.

Dopo tante trattenute è arrivato il momento di lasciar fluire lo sperma in un orgasmo finale. Questa volta potrai rilasciare completamente tutti i muscoli del corpo alla ricerca del tuo piacere. Penetrala nelle posizioni che ti eccitano di più e al ritmo che più ti stimola. Chiedile se vuole che tu le venga dentro, sul corpo, in faccia o in bocca (Solo la domanda la farà eccitare ancor di più, scatenando un altro orgasmo mentre la penetri, aspettando la risposta).

Quando è il momento, dille che stai per venire, falle capire quello che stai provando, eccitala con le parole. Adesso puoi venire, eiaculare come avete deciso, chiudi gli occhi e concentrati sul tuo pene e il tuo sperma, fa risalire la loro energia nel tuo cervello e lascia che il tuo corpo sia pervaso dall'estasi dell'orgasmo mentre rilasci tutti i muscoli del corpo.

PS: il massimo sarebbe di eiaculare alla fine del suo orgasmo, la tua eiaculazione le scatenerà un nuovo orgasmo consecutivo.

Nota Bene: ok trattenersi, ma eiaculare al ritmo ideale si può! Ci sono due buone ragioni: eccita ancor di più la tua partner provocandole spesso un nuovo intenso orgasmo. La seconda è che permette di rinnovare lo sperma. Il Dott. Nader Butto dice che la frequenza eiaculatoria ideale di un uomo corrisponde a un a regola matematica ben precisa: età moltiplicata per due e divisa per dieci. Es. 20 anni x 2 = 40 : 10 = 4. Il ritmo eiaculatorio di un ventenne è quindi ogni 4 giorni.

Fase segreta otto: connessione finale.

Memorizza bene, quello che sto per rivelarti è un segreto potente, che pochi uomini conoscono, per dare a una donna quello che veramente desidera. Un uomo dopo l'ultimo orgasmo, ha voglia di isolarsi e riposare, una donna invece, si ritrova con il cuore colmo di emozioni e un grande bisogno di essere considerata e coccolata. Ecco cosa devi fare: rimanete nel letto ma in contatto fisico incrociato, ad esempio falle mettere la coscia sul tuo stomaco e rimanete lì a parlare, chiedile come si sente, dille che è stato bellissimo, è stata bravissima, se è il caso, dille che la ami (se lo senti davvero!).

La connessione sesso e amore si consolida in questi momenti, nei quali una donna circondata da queste semplici attenzioni post amplesso, smette di considerarsi una donna oggetto del piacere, ma una donna amata dal partner che ama. Puoi anche chiederle di andare a fare una doccia insieme e strusciarvi bene l'un l'altra, con tenere e sensuali carezze. Divertitevi come bambini sotto la doccia

La tua donna, grazie queste attenzioni, si sentirà sempre più rilassata e a suo agio con te e sarà di conseguenza più propensa a nuove esperienze sessuali.

16 Come fare una meravigliosa penetrazione anale

61% delle donne afferma di praticare o aver praticato sesso anale, 100% degli uomini afferma di averlo praticato, secondo me, 39% di donne e uomini mentono.

Dai diciamo le cose come stanno del 39% delle donne che hanno dichiarato non aver fatto sesso anale, la metà mente perché non osa dirlo, l'altra metà invece vorrebbe provare a farlo. Lasciando stare le consuetudini sociali o le credenze religiose, ritengo che ogni tipo di penetrazione possa essere fonte di piacere, solo se lo è per entrambi.

Non entrerò nel dettaglio della penetrazione e dell'orgasmo anale, perché richiederebbe un manuale a parte, mi limiterò a dare qualche consiglio per avvicinarsi con dolcezza alla penetrazione anale, se non l'avete ancora fatto, oppure riavvicinarvi se lo avete fatto... e a lei non è piaciuto affatto! Molte donne affermano di provare orgasmi da penetrazione anale, quindi perché privarsene?

La penetrazione anale per un uomo aumenta l'eccitazione perché è meno comune, dà un senso del proibito, del peccato e della dominazione. Non so esattamente cosa risenta una donna, personalmente, la considero come la concessione più intima che possa fare al suo uomo. La più grande barriera per la penetrazione anale per la donna è la paura del dolore. Probabilmente a causa delle prime esperienze con un partner fan di youporn, maldestro e brusco, che le ha lasciato dolorosi ricordi. OK, adesso vediamo come fare.

Nota Bene*: Non praticare mai la penetrazione anale senza avvertirla! Non farle mai delle sorprese di questo tipo, potrebbe costarti caro. Se non avete ancora praticato questa penetrazione, è implicito che ne abbiate parlato prima e siate d'accordo nel divertirvi a farlo. Non sforzarla mai! Se ti dice che ne ha voglia e poi nel bel mezzo, cambia idea e si blocca, non sforzarla a continuare. Rassegnati e non insistere, sarà per un'altra volta.*

Fase uno: rilassarle l'ano con un massaggio.

Addolciamo la situazione con un olio da massaggio, cominciamo a stimolare delicatamente l'ano praticando dei movimenti rotatori con i polpastrelli d'indice e medio, ben lubrificati. Se vuoi, puoi anche usare la lingua. L'obiettivo è far rilassare i muscoli dell'ano e riscaldare la zona.

Fase due: penetrazione vaginale da dietro.

Dopo aver rilassato per bene l'ano con il massaggio lubrificante, penetrala in vagina, da dietro, alla pecorina. Continua a massaggiarle l'ano e infila lentamente il tuo dito medio. Farlo dolcemente, piano, piano. Vedrai che l'ano dopo essersi chiuso per riflesso incondizionato, all'inizio della penetrazione, si rilascia, i muscoli che lo chiudono si rilassano. Infila pian piano il dito ben lubrificato fino alla fine, mantienilo così per un po', poi comincia a fare dei movimenti avanti e indietro, dolcemente.

Adesso che ci ha infilato indice e medio, l'ano sarà rilassato e puoi andare con il pollice, vedrai entrerà facilmente perché ormai lei ha fiducia in te. Ti ricordo che le stai sempre penetrando da vagina con il pene, le sue sensazioni di piacere dovrebbero così essere raddoppiate.

Parlatene insieme chiedile cosa sta provando spiegale la tua eccitazione, condividete questi attimi di piacere intenso. Nel caso non le piacesse non preoccuparti, continua pure con il massaggio con le dita senza penetrazione, lasciale il tempo di capire, prendete tutto il tempo che ci vuole. Se proprio non si lascia andare dopo un'ora, lasciate perdere e riprovateci la prossima volta.

Fase tre: penetrazione anale con il pene.

Adesso che la sentì pronta ed eccitata dalla penetrazione con le dita, chiedile se vuole provare con il pene. Se ti dice di no, insisti delicatamente, è probabile che il suo "no" significhi un "mi piacerebbe", quindi indaga senza sforzarla, mai! Comincia a penetrarla, sempre molto dolcemente, infila la cappella, sentirai il suo ano restringersi di colpo, resta immobile fino a quando non lo senti rilassarsi, adesso puoi avanzare lentamente.

Piccoli segreti: *i muscoli dell'ano sono in fase di tensione continua, quindi stringono sempre per impedire fuori-uscite. Si rilassano solo il tempo di pochi secondi durante la defecazione, quindi non sono per niente allenati a rimanere rilassati il tempo di una penetrazione prolungata. Il modo migliore per dilatare l'ano per la penetrazione è quindi lo stesso che si fa quando si vuole defecare: spingere. Solo spingendo, i muscoli si rilassano e allargano l'orifizio. (Consiglio da amico: svuota bene il colon prima di cominciare). Una volta iniziata la penetrazione e svanito il possibile dolore iniziale, i muscoli dell'ano rimangono rilassati senza sforzo.*

Spingi e vedrai che adesso scivolerà dentro senza sforzi. Se hai eseguito alla lettera i miei consigli, la tua donna non dovrebbe provare alcun dolore, bensì sensazioni piacevoli, potrai continuare a penetrarla con i movimenti che preferite.

Ricordati che i muscoli dello sfintere sono più forti di quelli della vagina e ci mettono più tempo a rilassarsi. Mentre la penetri, ricordati anche di stimolarle la clitoride, allargale le labbra con le dita o semplicemente tieni la tua mano a coppa sul suo pube. Ci sono buone probabilità che questa penetrazione le scateni nuovi orgasmi, se non accade le prime volte non preoccupatevi, si tratta di un processo di apprendimento, non dovete avere fretta, dovete solo aver fiducia, ascoltare, capire le reazioni dei vostri corpi e adattarvi.

17 Massaggio Risveglio Sensuale della donna

Come fare un massaggio integrale che risveglia la sensualità di una donna, per prepararla all'orgasmo Full Body. I bloccaggi all'orgasmo Giga in una donna sono diversi e si trovano spesso nelle tensioni muscolari del corpo, questo massaggio permette di eliminarle. Il massaggio non richiede competenze specifiche, solo tempo, pazienza e attenzione. Assicuratevi di avere almeno tre ore libere tutte per voi per agire indisturbati.

Fare un massaggio tantrico alla tua donna è un'esperienza geniale per entrambi, dura il tempo che preferite, di solito più lungo di quanto si possa immaginare, prima di cominciarlo. Fa vivere a entrambi sensazioni di grande eccitazione, permette alla donna di sbloccare i flussi di energia sessuale e lasciarli affluire in tutto il corpo. Lavati sempre bene le mani prima d'iniziare. Prepariamo l'ambiente.

La stanza deve essere calda (si può fare anche all'aperto ma sempre in un luogo caldo: in giardino, in un bosco, sulla spiaggia, su una barca, basta che ci sia intimità), sarete nudi entrambi. Falla sdraiare sulla pancia sul giaciglio che avete scelto, se sente freddo, coprila con una coperta morbida e siedile vicino, può essere al suo fianco o dietro, secondo il punto da massaggiare, l'importante è che tu ti senta comodo e in grado di mantenere a lungo la posizione, senza avere formicolii o crampi. (Il giaciglio deve essere morbido ma non deve curvarsi come un materasso su una rete a molle. Idealmente un materasso in lattice o schiuma sintetica su rete a toghe oppure un materassino al suolo. L'importante è che la colonna vertebrale rimanga il più dritto possibile, dalla corona della testa al coccige).

Una luce soffusa e una dolce musica aumenteranno lo stato di rilassamento. (cerca su Youtube: relaxing music o sensual music, di una durata di almeno 1 ora). Dei bastoncini d'incenso o dei profumi d'ambiente (sempre naturali e mai industriali) sono consigliati.

Avvia la musica e comincia massaggiare. L'olio da massaggio è molto importante. Ungiti bene le mani con l'olio di massaggio e irrora sempre la zona da massaggiare. La sensazione di scivolosità è già di per se, sensuale. Comincia con le dita dei piedi, stringi forte ogni dito e fallo schioccare dolcemente. Uno a uno cominciando dall'alluce. La pianta dei piedi è una zona molto sensibile in grado di stimolare ogni parte del corpo, massaggia la pianta del piede facendo pressione con il pollice in movimenti che vanno dalle dita al calcagno, dal basso verso l'alto. Esercita una pressione più forte al tallone e alla base dell'alluce, fare pressione su queste zone permette un migliore afflusso di sangue nei capillari e provoca il rilassamento dei tessuti. Poi passa alle caviglie e al tendine d'Achille. Puoi massaggiare le caviglie facendole roteare. Tieni pizzicato il tendine d'Achille con pollice e indice e fai dei movimenti verso l'alto mentre tieni premuto. Risali poi sul polpaccio sempre con movimenti continui verso l'alto.

I massaggi vanno alternati da forti e intensi a leggerissimi sfioramenti. Usa le punte delle dita e i palmi delle mani, puoi anche usare gli avambracci perché hanno una pelle soffice e sensuale, massaggiale la pelle come dei tergicristalli sul parabrezza. Soffermati sulla giuntura del ginocchio, è una zona molto erogena, così come tutte le giunture interne degli arti, sfiorala lentamente con le dita e con la lingua. Puoi anche graffiarla dolcemente con movimenti lenti e languidi per provocarle dei brividi e il pizzicore dell'eccitamento sessuale. Risali con entrambe le mani fino alle natiche graffiando dolcemente la pelle con le unghie (non bisogna mai graffiare per lacerare o ferire la pelle!), in un movimento verso l'alto, esterno, centro e interno coscia.

Mi raccomando, non toccare ancora ano o vagina durante queste fasi, cerca di trattenerti, dai. Occupati dell'interno delle cosce, risali fino ai pressi della vagina e non toccarla, non ancora. Sei arrivato alle natiche, una zona sensibile, sensuale e spesso trascurata. Le natiche vanno prima massaggiate con forza con i palmi delle mani in un movimento verso l'alto, per poi passare a un movimento rotatorio e divaricante verso l'esterno.

Ora comincia a massaggiarle il coccige, l'osso sacro, la punta del codino che fuoriesce dalla colonna vertebrale. Il coccige è una zona molto sottovalutata, è il centro di trasmissione verso gli organi, un punto dove si concentra una grande quantità di energia sessuale, quindi deve lasciarla fluire, non bloccarla come spesso accade, questo massaggio la sblocca. Soffermati a lungo su questa zona con un massaggio circolare, usa il palmo della mano e i pollici. Fallo con intensità, per lei è molto piacevole, ne sarà sorpresa e la preparerà alla penetrazione. Alterna i tuoi tocchi passando dagli sfioramenti alle pressioni vigorose con mani e dita, da baci e slinguate sfioranti a leccate intense e morsetti. Con la punta delle dita risali dalle natiche alle spalle, sempre con un movimento dal basso verso l'alto, senti i suoi muscoli rilassarsi sotto il tuo tocco. Massaggia allo stesso modo la spina dorsale sentendo ogni vertebra scivolare sotto le tue dita, non sforzare mai quando massaggi la spina dorsale perché è molto delicata.

Alterna la pressione passando dalle punte delle dita, al palmo della mano, allo sfioramento con le unghie con le dita ripiegate verso di te. Usa la lingua, parti dal coccige e leccale tutta la spina dorsale fino al collo. Alterna mani e lingua finché non senti la schiena completamente rilassata. Adesso occupati delle sue spalle, massaggiale intensamente con le dita, sciogli i suoi muscoli contratti. Passa al collo e fai la stessa cosa poi termina con sfioramenti della lingua al centro e ai lati. Occupati delle braccia e segui lo stesso procedimento che hai usato per le gambe. Per ultimo, massaggiale il cuoio capelluto, pettinandole i capelli con le dita con movimenti leggeri e rotatori di entrambe le mani. Variare il massaggio è la chiave per raggiungere il risveglio sensuale. La sorpresa rende tuoi gesti più interessanti e più intensi anche a livello inconscio.

Varia i movimenti, da intenso a leggero come una piuma, usa la lingua, le labbra, mordicchia! Divertiti a osservare le reazioni della tua donna e agisci in conseguenza, prendi delle pause, ricomincia la serie senza sosta, passa da una zona all'altra. Massaggia due parti del corpo contemporaneamente, concentrati solo su un punto. Fa che sia la coreografia di un balletto. OK, la prima parte del messaggio è terminata, adesso falla girare sulla schiena, arriva il bello.

Attenzione, siamo a poco meno della metà dell'opera, la seconda parte si pratica con lo stesso massaggio della prima al quale si aggiunge dell'erotismo. Ti occuperai di altre parti: il viso, il seno, il monte di Venere, l'inguine, i lati della vagina, l'interno coscia, le grandi labbra e la vagina. Occupati del suo viso accarezzandolo dolcemente verso l'esterno con entrambe le mani. Sfiora le labbra con i polpastrelli, deve essere un tocco leggerissimo che scatena delle sensazioni simili a delle piccole scosse elettriche. Le labbra sono sensibilissime, la loro superficie è piena di recettori che creano queste piacevoli sensazioni elettriche. Adesso massaggiale il corpo, comincia con la parte superiore del seno, traccia una diagonale che cominci dallo sterno fino all'attaccamento al braccio della clavicola, fai un movimento avanti indietro con la punta delle dita in modo energico. Questa è un'altra zona di passaggio dell'energia sessuale, di solito è contratta, questo massaggio permette di farla fluire. Fallo su entrambi i lati del corpo. Adesso occupati dei seni, vanno entrambi massaggiati con forza in tutte le direzioni, spremuti come quando si prende la punta di un avocado. Va anche massaggiata la parte dell'attaccatura inferiore dei seni con un movimento rotatorio, prendendo la base del seno tra indice e pollice, appoggiando i palmi sulle costole.

L'inguine: la zona che va dall'anca del bacino all'attaccatura della coscia è molto importante, incanala l'energia sessuale verso la vagina e qui spesso avvengono dei bloccaggi. Bisogna massaggiarlo con forza con movimenti in diagonale dall'esterno verso l'interno. Passa adesso all'interno coscia, tutta la zona che parte del ginocchio e arriva il suo pube. Massaggiala prima con la punta delle dita come per graffiarla, partendo dal ginocchio e andando verso la vulva. Alternalo con un massaggio più energico fatto con pollice e indice della mano aperta che scivola nella stessa direzione. Fallo contemporaneamente su entrambe le cosce. Adesso falle chiudere bene le gambe e leccala dal ginocchio fino alla vulva, senza toccarla. Falle aprire le cosce e fai la stessa cosa prima su una gamba e poi sull'altra. Passa ai lati delle grandi labbra, anche qui massaggia con entrambe le mani, i lati della vagina tenendoli tra l'indice e il pollice verso il basso, in modo da poter fare dei movimenti rotatori, come se fosse la manopola di un acceleratore. Massaggia con forza perché anche questo punto è spesso bloccato dalla tensione muscolare e va rilassato. Adesso tocca al centro energetico più importante: il monte di Venere. Massaggialo con forza in tutte le direzioni e in senso rotatorio con il palmo della mano.

Continua così, passa da una zona all'altra più volte, non toccarle ma la vagina, deve impazzire di piacere e reclamare la penetrazione per farti capire che ormai è pronta. Adesso è pronta. Puoi passare a coccolare la sua vagina, la clitoride, la Giga e tutto quello che avrete voglia di coccolare.

18 Perché ogni donna è diversa

Le esperienze fanno sì che ogni donna sia diversa quando si tratta di essere stimolata per essere eccitata o per raggiungere l'orgasmo.

Sfatiamo anche la credenza che sia più semplice stimolare un uomo perché tutto è visibile e all'esterno. Nella maggior parte dei casi, i meccanismi che sia maschio che femmina, hanno sviluppato per raggiungere eccitazione e orgasmo, sono il frutto delle esperienze passate. Per darti un esempio: uno che ha fatto per la prima volta l'amore con una ragazza che portava reggiseni e mutandine nere. Il ricordo di questo episodio straordinario e intenso sarà legato alla biancheria intima nera per tutta la vita, è radicato nel suo inconscio. La visione di una biancheria simile, provocherà in lui una sua immediata eccitazione.

All'inizio si è tutti diversi per il proprio partner, semplicemente perché abbiamo entrambi vissuto esperienze diverse. Nei primi tempi sarà difficile stimolare la Giga per farle avere orgasmi con eiaculazione. Poi piano piano quando ci riuscirete, le "diversità" si trasformeranno in normalità.

Riuscirete a stimolarvi molto più facilmente perché le vostre esperienze saranno diventate simili, tra le tante che avete ascoltato prima, avete trovato la frequenza della stazione radio che vi unisce.

Bon voyage!

Mi auguro che tu apprenda questi insegnamenti, ma soprattutto che li metta in pratica. **Pratica, pratica e pratica!** Solo così potrai raggiungere i più alti livelli di godimento sessuale che il tuo corpo è in grado di darti. Lascia che sia un'esperienza meravigliosa.

Ora hai tutte le chiavi per aprire le porte che te la faranno vivere o rivivere.

Rileggi i capitoli che non ti sono chiari e studia!

Ricorda la seconda legge di Murphy: "Quando fai qualcosa di nuovo per la prima volta, ti sbagli. Fai sempre degli errori".

Gli errori fanno parte della crescita.

Buon viaggio nel piacere orgasmico!

19 Bonus!

Intensità di sguardi fissi

Un altro trucco molto simpatico ed efficace per prepararsi a un rapporto sessuale straordinario è quello di guardarsi intensamente e a lungo, nelle palle degli occhi. Gli occhi sono un organo eccezionale, riflettono naturalmente il nostro stato d'animo, le nostre emozioni, la nostra anima. Sedetevi nudi nel letto, uno di fronte all'altra, cominciate a guardarvi intensamente negli occhi (per intensamente intendo "fissare le pupille come se volessi vedere cosa c'è dietro"). Mentre fissi attentamente le pupille del partner, comincia a immaginare tutti i modi in cui vorresti farle/gli l'amore, immaginala/o mente urla felice per un orgasmo, immaginati fare la stessa cosa con lui/lei, immagina di dare sfogo alle tue fantasie sessuali.

Fatelo a lungo senza toccarvi, le prime volte sarà difficile superare cinque minuti, ma con la pratica riuscirete ad allungare i tempi, grazie alle nuove emozioni che proverete, ogni volta sempre più intense. Emozioni che trasmetterai e riceverai con lo sguardo. Fatta nel modo giusto diventa un'esperienza profonda e divertente che vi accompagna nell'estasi del sesso.

Due segreti per entrare in connessione con il partner.

Il respiro.

Ascolta il suo respiro e sincronizzalo con il tuo, respira al suo ritmo e con la stessa intensità. Quando i respiri sono sincronizzati, si crea subito uno stato di comfort e di fiducia, di sicurezza e di voglia di lasciarsi andare. Abbiamo già provato questa sensazione nel ventre di nostra madre, quando il nostro respiro era identico al suo, da adulto questa sincronia viene recepita a livello inconscio che manda un preciso segnale al conscio: Wow! Mi sento troppo bene!

Mimetismo.

Mimetismo del linguaggio del corpo: imita le posizioni del partner.

Imitando le posizioni del corpo del partner, aumenterai il suo stato di relax e di fiducia nei tuoi confronti. Anche questo viene recepito dall'inconscio (se lo fai nel modo giusto senza farti sgamare) che manda altri messaggi positivi al conscio.

Coocogra: il viagra naturale.

Ricetta semplice per fare un viagra naturale.
Non amo i farmaci, soprattutto il Viagra che ha causato numerosi incidenti cardiaci in giro per il mondo. Perché andare a bussare dalla casa farmaceutiche quando la natura ci fornisce dei prodotti pronti (quasi) all'uso per migliorare le nostre prestazioni sessuali? La ricetta è basata su due semplici ingredienti: cocomero e limone!

Il cocomero o anguria, oltre ad avere un sacco di proprietà benefiche: antinfiammatorie, depura l'organismo, migliora l'aspetto della pelle e dei capelli, aiuta la circolazione e la solidità delle ossa, contiene inoltre vitamine A e C, potassio, fosforo e magnesio. L'anguria è inoltre ricca di carotenoidi in grado di combattere l'azione dei radicali liberi e quindi l'invecchiamento delle cellule. Tra questi, come già detto, il licopene, un nutriente importante in quanto sarebbe in grado di ridurre il rischio di ammalarsi di diversi tipi di cancro.

E ancora: l'anguria è ricca di citrullina, un amminoacido che assicura l'equilibrio della pressione e mantiene elastiche le pareti arteriose e sarebbe quindi in grado di prevenire l'ipertensione e le malattie cardiache. Secondo alcune ricerche, una fetta di anguria al giorno sarebbe addirittura in grado di ridurre i livelli di colesterolo nel sangue. Infine, essendo ricca di acqua e quindi povera di calorie, l'anguria è infine un frutto perfetto per chi segue una dieta ipocalorica.

Oltre alla citrullina, contiene anche il licopene, una sostanza naturale che appartiene al gruppo dei carotenoidi, un insieme di pigmenti di colore giallo-violetto molto diffusi in natura.

Citrullina e licopene sono in grado di provocare gli stessi effetti del viagra senza alcun rischio di incidenti cardiovascolari.

Ecco la ricetta rapida e alla portata di tutti per creare questo viagra naturale che ho chiamato Cocogra.

Hai bisogno di un centrifugatore o di un estrattore e di una pentola da almeno due litri.

Prendi un kilo e mezzo di cocomero bello maturo, tagliare solo in parte la scorza, levando il verde e lasciando il bianco (ricco di citrullina), tagliarlo in pezzattoni e passalo alla centrifuga con semi e scorza bianca.

Mi raccomando non aggiungere nessun altro ingrediente tipo zucchero o spezie, ne ridurrebbero gli effetti.

Quando avrai ottenuto un litro di succo di cocomero, vrersalo in una pentola, porta a ebollizione, aggiungi il succo di un limone appena spremuto (il succo di limone ha delle eccezionali proprietà conservanti), rigira e lascia bollire a fuoco lento fino a ridurre il contenuto della metà.

Lascia riposare per almeno un'ora, poi quando si è raffreddato, trasferiscilo in un contenitore di vetro sterilizzato (una bottiglia di passato di pomodoro è l'ideale) e conservalo in frigo per un massimo di 4 settimane.

Il cocogra è pronto!
Prendi un cucchiaio al mattino prima di far colazione e alla sera prima di cena. L'importante è prendere almeno due cucchiai al giorno a stomaco vuoto.

Questo viagra naturale oltre ad essere potente è indicato per gli uomini di tutte le età e non ci sono contro-indicazioni (a parte per quelli che ne sono allergici).

FINE

L'autore

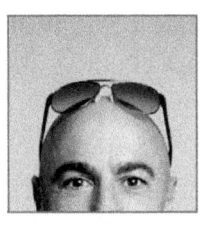

Rosso Tigre nasce nel 1965 a Bordighera, una soleggiata località del Ponente Ligure. Dopo la maturità comincia il suo trentennale girovagare all'estero che parte da Monaco di Baviera e prosegue in Costa Azzurra, Londra, Parigi e Roma. Imprenditore creativo è all'origine di start up innovative nelle tre capitali, ottiene un Master in Economia a Parigi dove incontra la madre delle sue figlie. Queste esperienze lo rendono trilingue e le sue prime pubblicazioni saranno in Francese. Collabora con diverse agenzie di comunicazione e pubblicità. Appassionato di culture orientali e marketing, predica ritorno alla natura e alimentazione vegana per il rispetto e la preservazione dell'ambiente. Questo è il suo primo lavoro letterario in Italia e ce ne sono già tanti altri in cantiere.

L'immagine di copertina è una tela in acrilico di Carlo Mig.
Le illustrazioni originali sono elaborate da Carlo Mig.

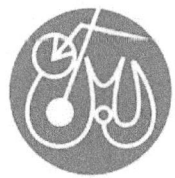